Kinder fordern uns heraus

Ratgeber für die Familie bei Klett-Cotta

Gertraud Finger
Traudel Simon

Was auffällige Kinder uns sagen wollen

Verhaltensstörungen neu deuten

Klett-Cotta

Klett-Cotta
www.klett-cotta.de

Printed in Germany
Umschlag: Weiss / Zembsch / Partner: Werkstatt München
unter Verwendung einer Zeichnung von Peng Sun
Gesetzt in der 10 Punkt Melior von Dörlemann Satz, Lemförde
Gedruckt und gebunden von Esser printSolutions GmbH, Bretten
ISBN 978-3-608-94527-0

Sechste Auflage, 2019

Bibliographische Information der Deutschen Nationalbibliothek
Die Deutsche Nationalbibliothek verzeichnet diese Publikation in der Deutschen Nationalbibliographie; detaillierte bibliographische Daten sind im Internet über <http://dnb.d-nb.de> abrufbar.

Inhalt

Über dieses Buch

Patrick öffnet Mutters Geschirrschrank, nimmt ihre Lieblingsvase heraus, geht einen Schritt zurück und wirft sie auf den Boden. Dabei zerspringt sie in viele Stücke. „Patrick! Warum hast du das getan?“ ruft die Mutter entsetzt. Patrick dreht sich um, sieht seine Mutter fragend an und zieht die Schultern hoch. Er weiß es nicht. Er weiß es wirklich nicht. Es hilft nichts, ihn danach zu fragen. Auch die Mutter kann es sich nicht erklären. Patrick ist bisher nie an ihren Schrank gegangen. Er weiß doch, daß er das nicht darf. Beide stehen vor einem Scherbenhaufen und wissen nicht, wie es dazu kommen konnte und wie es weitergehen soll. Beide haben keine Antwort auf die Frage: „Warum hast du das getan?“

Dieses Buch handelt davon, wie schwierig es oft für Eltern und Kinder ist, sich gegenseitig zu verstehen. Es beschreibt Kinder, deren Verhalten „auffällig“ und zugleich rätselhaft oder unverständlich ist. Und es betrifft die Sorgen und Nöte der Eltern, die sich fragen, ob ihr Kind vielleicht „verhaltensgestört“ ist. Um diese Frage zu beantworten, muß man wissen, was eine Verhaltensstörung ist.

Sowohl in dem einleitenden Kapitel als auch in dem Kapitel über Pippi Langstrumpf erklären wir, was wir darunter verstehen. Pippi Langstrumpf verhält sich so auffällig wie kein anderes Kind. Aber niemand würde auf die Idee kommen, sie verhaltensgestört zu nennen. Mit dem Verhalten eines Kindes allein läßt sich so etwas nicht begründen, sondern es muß noch etwas hinzukommen: Jemand muß sich durch das Verhalten des Kindes empfindlich „gestört“ fühlen. Eine Verhaltensstörung ist also eine Störung des Miteinanders von Kindern und Erwachsenen. Dies zeigen auch die nun folgenden Geschichten über Kinder, die mit ihrem Verhalten auffallen. Sie stehen stellvertretend für viele andere Kinder mit ähnlichen Verhaltensweisen.

Manche Geschichten handeln von kindlicher Aggression:
- Adi bedroht seine Mitschülerin mit einem Messer.
- Philipp stiehlt seiner Mutter Geld.

Andere Geschichten handeln von körperlichen Symptomen bei Kindern:
- Iris klagt über Übelkeit und Erbrechen.
- Eva näßt über Nacht ein.
- Martin kotet manchmal ein.

Es sind auch Geschichten über schwierige Gefühle:
- Nicole versagt in der Schule, weil sie Angst hat.
- Vincent zieht sich in sein Zimmer zurück und wird depressiv.
- Julia schweigt, wenn sie in der Schule angesprochen wird.
- Das Kleinkind Paula Houria schreit stundenlang.

In all diesen Geschichten werden die Auffälligkeiten der Kinder dargestellt und zugleich unter einem neuen Blickwinkel gesehen. Wie sehr sich dadurch die Gesamtsituation verändern kann, sieht man am Anfang des Kinderbuchs „Der Kleine Prinz“. Sein Verfasser malt als kleiner Junge eine Riesenschlange, die gerade einen Elefanten verdaut. Aber die Erwachsenen, denen er das Bild zeigt, erkennen in seiner Zeichnung nur einen seltsamen Hut. Erst als er ihnen eine zweite Zeichnung zeigt, in der man das Innere der Schlange sieht, merken auch die großen Leute, was der kleine Junge gemalt hat. Manchmal bedarf es eines Blickes in „das Innere“, um zu verstehen.

Kinder, die ihrer Umgebung Schwierigkeiten machen, haben selbst Schwierigkeiten. Diese gilt es zu entdecken und zu verstehen, weil dahinter oft eine ganz persönliche Botschaft steckt. Es ist eine Botschaft, die von Ängsten erzählt, von Familiengeheimnissen, von nicht bewältigten Konflikten, die aber auch immer Ansätze zu Lösungen aufzeigt. Es hilft nichts, die Kinder nach dieser Botschaft zu fragen. Wir Erwachsenen müssen solche Botschaften aufdecken, indem wir das störende kindliche Verhalten in eine andere Sprache „übersetzen“. Erst dadurch wird eine „neue Sicht des Problems“ möglich.

Die neue Sicht entlastet, weil sie nicht negativ ist. „Störungen“ werden als normales, teils sinnvolles Verhalten erkennbar. Es geht nicht um Fehlverhalten oder Schuld, sondern um gegenseitiges Verstehen.

Die neue Sicht verbindet, wenn man wieder aufeinander hört. Unsere Geschichten sollen Mut machen, neue Wege auszuprobieren und wieder Freude miteinander und Verständnis füreinander zu gewinnen.

Die neue Sicht verändert. Wer dieses Buch liest, riskiert, sich selbst zu verändern. Denn dieses Buch gibt keine Tips, wie man Kinder verändern kann, sondern es zeigt, wie man das kindliche Verhalten und das eigene Verhalten aus einem anderen Blickwinkel betrachtet. So können „Verhaltensstörungen“ zu Entwicklungschancen für Eltern und Kinder zugleich werden.

Über die Autorinnen

Beide Autorinnen sind Lehrerinnen und zugleich Psychologinnen und arbeiten in unterschiedlichen Beratungsstellen. Dort haben sie immer wieder erlebt, daß Eltern, die sich wegen des Verhaltens ihres Kindes Sorgen machten, entlastet waren, wenn sie im Laufe des Gespräches dasselbe Verhalten auch anders sehen konnten. Oft fanden sie dann selbst Lösungen für eine ihnen vorher ausweglos erscheinende Situation. Diese Erfahrung, wie sehr eine andere Deutung des kindlichen Verhaltens alles verändert, möchten die Autorinnen gerne weitergeben. Deshalb nehmen sie in diesem Buch bewußt die Position des Kindes ein und erklären das, was das Kind selbst nicht aussprechen kann, was es aber durch sein Verhalten zeigt. Ihr Vorgehen unterscheidet sich teilweise darin, wie sie zur Deutung des kindlichen Verhaltens gelangen, da sie in ihrer Arbeit unterschiedliche Schwerpunkte setzen.

Gertraud Finger hat jahrelang als Kinderpsychologin in der Erziehungs- und Schulberatung und in der Frühförderung des Caritasverbandes Freiburg-Stadt gearbeitet. Dabei durfte sie erleben, dass Kindern geholfen werden kann, wenn es gelingt, ihre Eltern und Erzieherinnen zu unterstützen und zu entlasten.

Sie begleitete Eltern in Gesprächen und leitete Gruppen für Eltern von Kindern mit Entwicklungsauffälligkeiten und Behinderungen. Entwicklungsverzögerte Kinder geben oft unverständliche, vom Alltäglichen abweichende Signale von sich. Es ist eine „fremde Sprache“, die es zu deuten und zu „übersetzen“ gilt, damit beide Seiten sich verstehen.

Gertraud Finger war Lehrbeauftragte an der Pädagogischen Hochschule Freiburg und bietet Fort- und Weiterbildungen an für Erzieherinnen, Lehrerinnen und andere Fachkräfte. Über ihre Arbeit hat sie mehrere Bücher und Zeitschriftenartikel geschrieben. Ihre wichtigsten Themen sind: das Miteinander von Eltern und Kind beim Spracherwerb, wie Kinder an ihren Ängsten wachsen, Selbstheilungskräfte von trauernden Kindern und Rollenkonflikte von Müttern.

Traudel Simon ist Professorin an der Katholischen Hochschule Freiburg im Studiengang Heilpädagogik. Einer ihrer Schwerpunkte in der Praxis, Lehre und Forschung ist die Diagnostik, wo es gilt, für Kinder mit den verschiedensten Problemen passende Hilfen zu finden. Dazu ist es wichtig, auf das Kind zu hören, seine Sicht und seine Botschaft zu verstehen. Als Psychoanalytikerin nähert sie sich den Kindern oft über Märchen und über Symbole, beides Zugangsweisen, auf welche Kinder besonders gut ansprechen und in denen sie ihre seelische Not darstellen.

Beide Autorinnen sind Mütter und kennen die Freuden und die Schwierigkeiten des Eltern-Seins. In ihren Berufen dürfen sie am Leben anderer Eltern und Kinder teilnehmen und können dadurch fortwährend lernen. Als Lehrende, Vortragende und im Gespräch mit Kollegen und Freunden werden sie ständig zum Weiterdenken angeregt. So haben viele Menschen an diesem Buch mitgewirkt. Ihnen allen sei herzlich gedankt.

Gertraud Finger und Traudel Simon

Verhaltensstörungen als gestörtes Miteinander

Kein Kind steht morgens auf und nimmt sich vor, seine Eltern unglücklich zu machen. Es will nicht, daß sie wütend werden, daß sie schimpfen oder schreien. Kein Kind möchte, daß seine Eltern traurig und verzweifelt sind, daß sie vor Sorge um ihr Kind nicht schlafen können oder sogar krank werden. Und doch passiert es immer wieder. Keine Mutter und kein Vater nimmt sich morgens vor, das Kind zu übersehen oder ihm nicht zuzuhören oder sein Spiel zu unterbrechen. Mutter und Vater haben keineswegs die Absicht, ihr Kind unsicher oder mutlos zu machen. Und doch passiert es immer wieder.

Die meisten Eltern möchten ihre Kinder anders erziehen, als sie selbst erzogen worden sind. Sie möchten es besser machen als ihre eigenen Eltern. Ihre Kinder sollen vor den schlimmen Erlebnissen bewahrt werden, unter denen sie selbst als Kinder gelitten haben. Doch in schwierigen Situationen kann es passieren, daß sie sich ebenso verhalten, wie sie es von früher gewöhnt sind. Entsetzt hören sie sich schimpfen wie der eigene Vater oder Moralpredigten halten wie die eigene Mutter. Der gleiche Ton, die gleichen Worte, die gleichen Gesten, all das, was sie so abgelehnt haben, entdecken sie bei sich selbst.

Alle Eltern wünschen, daß ihre Kinder zufrieden und

glücklich sind, daß sie sich gut entwickeln und daß sie die in ihnen steckenden Kräfte entfalten können. Sie möchten das Beste für ihre Kinder, sie setzen sich ein und bringen dafür auch Opfer. Doch manchmal ist es gerade der elterliche Einsatz, der die Kinder hemmt und sie davon abhält, sich wunschgemäß zu entwickeln.

Störungen geschehen in einem Knäuel von Beziehungen

Was geschieht, wenn sich Eltern und Kinder das Leben gegenseitig schwer machen? Warum kommt es immer wieder zu Enttäuschungen, obwohl jeder nur das Beste will? Diese Fragen können wir nicht kurz und bündig beantworten. Denn Störungen entwickeln sich in einem Beziehungsgeflecht, wo vieles zugleich geschieht. Die Eltern bringen ihre persönliche Vergangenheit mit, ihre Wünsche und Erwartungen und ihre augenblickliche Stimmung. Das Temperament des Kindes, sein Entwicklungsstand und seine Stellung in der Geschwisterreihe beeinflussen das Miteinander ebenso.

Hinzu kommen die wirtschaftliche Lage der Familie, ihr kultureller Hintergrund und über Generationen weitergegebene Vorstellungen, Ängste und Träume. Was in diesem Knäuel von Beziehungen alles zusammenhängt, ist nicht leicht zu entwirren. Wir können nur einige Fäden verfolgen und genauer betrachten. Wir fragen vor allem, warum Eltern sich gestört fühlen, was diese Störung für Kinder bedeutet und wie alle zusammen in einen Kreislauf sich verstärkender Störungen geraten. Außerdem fragen wir, wie man aus einem solchen „Teufelskreis" herauskommen kann.

Verschiedene Fachausdrücke

Das Wort *Verhaltensstörung* wird von manchen Fachleuten vermieden, weil es abwertend klingt. Es kann dazu verleiten, „die Last der Verursachung eindeutig auf die Betroffenen zu laden" (Schleifer 1996, S. 129). Stattdessen sprechen sie von *Verhaltensauffälligkeit.* Damit ist ein Verhalten gemeint, welches von der Norm abweicht und deshalb auffällt. Auch dieses Wort bezieht man gewöhnlich nur auf das Kind, nicht auf seine Situation.

Wir sprechen hier mit Absicht von *Verhaltensstörung,* weil es uns um das gestörte Miteinander in der Familie geht. Um die Störung zu beheben, müssen alle sich ändern, nicht nur das Kind. Es müssen neue Wege für das Miteinander gefunden werden und so erhält das anfangs nur als störend erlebte Verhalten einen Sinn. – Einige Fachleute, die von der *Sinnhaftigkeit* einer Verhaltensstörung überzeugt sind, sprechen sogar von *Verhaltenskreativität* bei Kindern.

Verhaltensstörungen kann man nicht einfach „reparieren"

Wenn der Motor des Autos streikt, wenn die Waschmaschine nicht mehr pumpt, wenn ein Fahrradreifen Luft verliert, liegen „Störungen" vor. Wir sind verärgert, denn diese Störungen halten uns auf, Pläne geraten durcheinander. Ein Fachmann soll kommen und die Störung beseitigen, damit alles wieder seinen normalen Gang geht, und das möglichst mit einem Jahr Garantie.

Wenn Kinder sich nicht so verhalten, wie man es erwartet, sind die Eltern zunächst einmal verärgert. Denn das kindliche Verhalten hält auf, Pläne geraten durcheinander und das Zusammenleben wird schwieriger. Deshalb möchten Eltern das störende kindliche Verhalten so schnell wie möglich beseitigen, damit alles wieder so läuft wie vorher. Eltern erwarten von Fachleuten eine Lösung, wenn sie ihr Kind in eine Beratungstelle bringen. Diese Haltung entspricht einer allgemeinen Lebenseinstellung. Denn heutzutage erscheint vieles im Leben machbar und steuerbar zu sein. Gegen Kopfschmerzen nehmen wir Tabletten, gegen Langeweile haben wir das Fernsehen, gegen Müdigkeit den Kaffee, gegen Traurigkeit den Alkohol. Da muß es doch auch ein Mittel gegen störende Kinder geben. Es sollte rasch wirken, denn unsere Fähigkeit, Krisen auszuhalten und Leid zu ertragen, hält nicht lange vor.

Aber Kinder sind nicht so leicht zu „reparieren" wie Autos oder Waschmaschinen. Man kann sie nicht in einer Beratungsstelle abgeben und gebessert mit nach Hause nehmen. Verhaltensstörungen entwickeln sich aus Beziehungen heraus. Sie sind auch durch die Beziehungen der Menschen untereinander zu beeinflussen. Kinder verhalten sich anders, wenn ihre Eltern mit ihnen schimpfen oder wenn sie freundlich sind. Das Funktionieren einer Waschmaschine oder eines Fahrradschlauches dagegen ist durch die Stimmung der Menschen nicht zu beeinflussen.

Verhaltensstörungen sind keine Krankheit

Der Satz: „Dieses Kind ist ja verhaltensgestört!" klingt so, als liege die Ursache für das gestörte Miteinander allein beim Kind. Die Störung wird wie eine Krankheit hingestellt, die mit der richtigen Medizin geheilt werden kann. Wenn ein Kind Masern hat, kann der Arzt die Krankheit am Hautausschlag und an den Begleiterscheinungen wie Fieber und Husten erkennen. Dann weiß er auch, wie man das Kind zu behandeln hat.

Bei einer Verhaltenstörung liegen die Dinge nicht so einfach. Denn ein und dasselbe kindliche Verhalten kann einmal als Störung, ein anderes Mal jedoch als besonders gute Eigenschaft des Kindes angesehen werden. Aus dem Verhalten allein kann man noch nicht auf eine „Störung" schließen, so wie man aus Krankheitssymptomen auf eine Krankheit schließen kann. Das folgende Beispiel soll dies verdeutlichen.

Das Verhalten allein macht noch keine Verhaltensstörung

Der siebenjährige Peter und die achtjährige Cornelia leben in verschiedenen Familien, verhalten sich aber ähnlich. Beide sind lebhaft, oft auch witzig, doch manchmal kippt ihr Witz um in Albernheit. Wenn die Eltern Gäste haben, drängen die Kinder sich gerne in den Vordergrund und erzählen tolle, manchmal nicht ganz wahre Geschichten. Dann schämt sich Peters Mutter. Sie meint, ihre Freunde und Bekannten sehen sie mitleidig an, weil sie ihren Sohn nicht erziehen kann. Sie ist alleinerziehend und glaubt, daß Peter sich weniger auffällig verhalten würde, wenn er einen Vater hätte. In ihrer Hilflosigkeit geht sie zur Erziehungsberatung, denn sie befürchtet, daß Peter eine „Verhaltensstörung" hat.

Cornelias Mutter reagiert ganz anders. Sie freut sich über das Verhalten ihrer Tochter. Stolz blickt sie auf ihr Kind und ist begeistert von Cornelias Humor und Schlagfertigkeit. Sie selbst war als Kind schüchtern und wurde immer rot, wenn sie vor Erwachsenen sprechen sollte. Sie bewundert die Unbefangenheit ihrer Tochter. Nie würde sie auf die Idee kommen, daß Cornelia „verhaltensgestört" sein könnte.

Peter und Cornelia verhalten sich ähnlich und doch

wird ihr Verhalten ganz unterschiedlich bewertet. Wenn zwei dasselbe tun, ist es eben noch lange nicht dasselbe. Das Verhalten eines Kindes sagt noch nichts darüber aus, ob eine „Verhaltensstörung" vorliegt oder nicht. Es muß noch etwas anderes hinzukommen. Die Erwachsenen müssen durch das kindliche Verhalten gestört werden. Ob ein kindliches Verhalten als Störung gilt, hängt also nicht allein vom Kind ab, sondern auch von der Umgebung. Es ist stets eine Störung des Miteinanders.

Zu einer Verhaltensstörung gehören zwei

David hat blonde Haare, Laura ist kurzsichtig und Sven ist gelähmt. All diese Eigenschaften der Kinder bestehen unabhängig vom Betrachter. Auch auf einer einsamen Insel hätte David blonde Haare und wäre Laura kurzsichtig. Doch bei einer Verhaltensstörung liegen die Dinge anders. Sie gibt es nur, wenn ein Betrachter das Verhalten als Störung empfindet und es auch so nennt. Ein Kind auf einer einsamen Insel kann kaum als verhaltensgestört gelten, denn es gibt niemanden, der sich durch sein Verhalten gestört fühlt. Deshalb hat auch Pippi Langstrumpf, obwohl sie sich so ungewöhnlich benimmt, keine Verhaltensstörung. Zu einer kindlichen Verhaltensstörung gehören mindestens zwei Beteiligte, nämlich ein Kind, das ein ungewöhnliches oder von den Erwartungen abweichendes Verhalten zeigt und ein Erwachsener, dem dieses ungewöhnliche Verhalten zu schaffen macht.

Welches Verhalten gilt als Störung?

Sollten wir eine Liste von Verhaltensstörungen aufstellen, wäre es schwierig zu entscheiden, welches Verhalten dazugehört. Ist ein vorlautes Kind verhaltensgestört?

Oder ein trauriges Kind oder ein Kind, das sich schmutzig macht? Ist Aufsässigkeit in der Pubertät oder der Rückzug ins eigene Zimmer, um laute Musik zu hören, ein Zeichen für eine beginnende Störung oder ein ganz normaler und notwendiger Entwicklungsschritt?

Wir können diese Fragen nicht allgemein beantworten. Denn um ein Verhalten als Störung zu bezeichnen, dürfen wir nicht allein auf das Kind blicken, sondern müssen fragen, wie Eltern dieses Verhalten erleben. Warum fühlen sie sich so gestört? Tritt eine Verhaltensstörung in der Schule auf, kommen die Lehrer ins Spiel und es muß ebenso gefragt werden, warum sie sich gestört fühlen.

Fast jedes kindliche Verhalten kann zur Störung werden, wenn sich ein anderer dadurch getroffen fühlt. Dies kann zum Beispiel geschehen, sobald das Verhalten des Kindes an Probleme der Erwachsenen rührt. Oft stellen Eltern an sich selbst hohe Erwartungen und möchten alles richtig machen. Wenn ihr Kind sich dann nicht erwartungsgemäß verhält, glauben sie zu versagen. Sie meinen, das kindliche Verhalten falle auf sie zurück. Sie fühlen sich durch ihr Kind blamiert und in ihrem Wunsch beeinträchtigt, eine gute Mutter oder ein guter Vater zu sein. Deshalb müssen sie gegen das Verhalten ihres Kindes angehen.

Warum kann kindliches Verhalten die Eltern so sehr stören?

In England wurden in einem Forschungsprojekt Mütter mit ihren Säuglingen einerseits und Kinderpflegerinnen mit Säuglingen andererseits beobachtet, und dann wurde das Verhalten beider Gruppen verglichen. Dabei fand man, daß Mütter viel mehr Freude und Zärtlichkeit gegenüber ihren Kindern zeigen, aber auch viel mehr Ärger und Wut. Die Spannbreite der Gefühle von Müttern ist weitaus größer als die von Kinderpflegerinnen in der gleichen Situation. Eltern werden von ihren Kindern eher bewegt. Sie reagieren intensiver und erleben eine Störung dadurch viel negativer. Wegen ihrer gefühlsmäßigen Bindungen an das Kind kann es dann zu Konflikten kommen. „Wir müssen erkennen, daß eine Liebesbeziehung alle Gefühle steigert, die negativen wie die positiven." (Schaffer 1978, S. 96)

Es ist auch festgestellt worden, daß Eltern durch das Schreien ihres eigenen Babys mehr getroffen werden als durch das Schreien eines fremden Kindes. An das Schreien fremder Säuglinge gewöhnen sich Erwachsene mit der Zeit, schreit dagegen das eigene Kind, findet keine Gewöhnung statt. Die Nähe zwischen Eltern und Kind, ihre ganz besondere, einmalige Beziehung zueinander ist bereichernd und beglückend, macht sie andererseits aber anfälliger für Störungen.

Die Vergangenheit der Eltern

Wenn Eltern in der Beratungsstelle über das Verhalten ihres Kindes klagen, fragen wir oft, ob so etwas in ihrem eigenen Leben vorgekommen ist. Meist entdecken sie dann, daß gerade dieses Verhalten auch in ihrer Vergangenheit eine Rolle gespielt hat. Entweder verhält sich das Kind wie die Eltern, oder es tut gerade das Gegenteil. Es kann auch sein, daß das Kind mit seinem Verhalten die Eltern an eine nahestehende Person erinnert, zum Beispiel an die Schwester, an den Vater, an eine Freundin oder an einen Rivalen. Im Miteinander mit dem eigenen Kind werden dann alte Gefühle wieder lebendig. Diese können sich zwischen die Eltern und das Kind schieben und ihrem Miteinander schaden.

So kann zum Beispiel ein gehemmter Vater die Schüchternheit seines Sohnes schlecht ertragen. Er möchte dem Jungen seine eigenen Erfahrungen ersparen und ihn dazu bringen, anders zu sein, als er selbst einmal war. Der Junge soll überall dabei sein und mitmachen. Wenn er nun vom Wesen her ähnlich ist wie der Vater, wird der Junge durch die Erwartungen seines Vaters überfordert. Die Unsicherheit des Kindes will der Vater aber nicht sehen, er wischt sie einfach weg. So bleibt dem Jungen nur noch der Rückzug. Er kapselt sich ab und wird so schüchtern, wie der Vater früher einmal war. Gerade das aber wollte der Vater von Anfang an vermeiden.

Der erwähnte Vater und sein Sohn zeigen die gleichen Verhaltensweisen. Der Vater war schüchtern, weil er autoritär erzogen wurde, nicht auffallen durfte und ihm zu wenig zugetraut wurde. Der Sohn ist schüchtern, weil sein Vater ihn vor Schüchternheit bewahren will und ihm deshalb zuviel abverlangt. So führen ganz unterschiedliche Erziehungsweisen zum gleichen Ergebnis. Jedesmal wird zu wenig auf das Kind gehört, werden seine Möglichkeiten und Grenzen nicht gesehen oder nicht beachtet.

Die elterliche Kränkung

Die Gründe, weshalb sich Eltern vom Verhalten ihres Kindes gestört fühlen, sind ganz unterschiedlich, jedoch steht oft eine Kränkung dahinter. Kränkungen erleben wir, wenn wir gefühlsmäßig beteiligt sind. Menschen, die uns gleichgültig sind, können uns mit ihrem Verhalten nicht kränken. Doch Eltern erwarten viel von ihrem Kind, auch deshalb, weil sie ihm so viel geben. Verhält ihr Kind sich dann nicht wunschgemäß, fühlen die Eltern sich in Frage gestellt. Die Situation läßt sie an sich zweifeln und läßt sie fragen, was sie falsch machen, ja, ob sie gute Eltern sind oder nicht.

In einer solchen Lage fühlen Eltern sich hilflos, möchten dies aber nicht zugeben. Deshalb richten sie ihre Aufmerksamkeit lieber auf das Kind und auf seine „Störung". Dann brauchen sie sich nicht selbst anzusehen, sich nicht selbst in Frage zu stellen. Indem sie gegen die Störung des Kindes etwas unternehmen, es vorweg schon als gestört bezeichnen, können sie etwas tun und dadurch aus ihrer Hilflosigkeit herauskommen und die erfahrene Kränkung mildern.

Im Teufelskreis der Verhaltensstörung

Wenn ein Kind sich nicht erwartungsgemäß verhält, sind die Eltern zunächst erstaunt, dann verunsichert. Sie suchen nach Gründen für das Verhalten. Dabei greifen die meisten Eltern auf zweierlei Erklärungen zurück. Entweder sagen sie: „Das Kind will mich ärgern. Es lehnt mich ab." oder sie sagen: „Ich mache etwas falsch". Diese Deutungen des kindlichen Verhaltens wirken sich auf die Gefühle der Eltern aus. Glauben sie, ihr Kind will sie ärgern, können sie mit Enttäuschung und Wut reagieren. Zweifeln sie an ihren eigenen Fähigkeiten, fühlen sie sich durch das Kind bloßgestellt und sind verunsichert.

Je mehr das Verhalten ihres Kindes sie ärgert oder verunsichert, um so weniger Gelassenheit können sie ihm gegenüber aufbringen. Denn ihre Gefühle bestimmen auch ihr Verhalten. Sie werden strenger, schimpfen mehr, lassen das Kind ihre Enttäuschung deutlich spüren. Doch oft erreichen sie damit nicht etwa, daß das Kind „sich bessert", sondern sie erreichen das Gegenteil. Das Kind verstärkt seine Auffälligkeiten, weil es sich seinerseits unverstanden oder auch ungeliebt fühlt. Dies kränkt die

Eltern noch mehr, und sie reagieren noch heftiger. Ein Teufelskreis ist entstanden, in dem sich beide Seiten immer weniger verstehen und immer weiter voneinander entfernen.

Was sind Teufelskreise des Miteinanders?

Teufelskreise sind sich steigernde Beziehungsstörungen. Jeder sieht im Verhalten des andern die Ursache der Schwierigkeiten und erklärt das eigene Verhalten nur als Folge. Beide denken: „Wenn der andere sich nur anders verhalten würde, wäre alles gut." Deshalb gibt es auch keine Lösung, weil jeder glaubt, sich selbst nicht ändern zu müssen. Der Teufelskreis wird ausgeprägter, weil die nächsten Schritte fast wie von selbst ablaufen. Erst wenn ein Beteiligter einen unerwarteten Schritt tut, wird die Routine durchbrochen. Doch das gelingt nur, wenn man nicht länger an alten Erklärungsmustern festhält.

Erst die Deutung macht ein Verhalten zur Störung

Die Deutung des kindlichen Verhaltens ist der Dreh- und Angelpunkt des Miteinanders in der Familie. Je negativer die Eltern das Verhalten ihres Kindes sehen, umso angespannter fühlen sie sich, umso weniger können sie sich dem Kind zuwenden, und umso schlechter fühlt sich das Kind und verhält sich dementsprechend. Erleben die Eltern dagegen das Verhalten ihres Kindes als positiv, sind sie selbst entspannter. Sie können mehr auf das Kind zugehen, sich ihm mehr zuwenden. Das Kind fühlt sich anerkannt und bestätigt und es reagiert, indem es sich selbst den Eltern positiv zuwendet.

Neue Deutungen verändern das Miteinander

Svens Mutter kommt mit ihrem Sohn in die Beratungsstelle. Sie klagt darüber, daß er nicht gehorcht, alles selber machen will und zu vieles ausprobiert. Dabei gefährdet er sich manchmal selbst. Die Psychologin sagt: „Sie haben ein starkes Kind. Erzählen Sie mir noch mehr davon, was er alles kann." Die Mutter erzählt weiter, ihr Ton ist weiterhin anklagend. Doch je länger sie erzählt, umso freudiger spricht sie über Sven. Sie beginnt zu lächeln und sagt: „Eigentlich ist er gar nicht so schlimm."

So kann eine neue Deutung auch die Einstellung der Eltern zu ihrem Kind verändern. Dann wird aus einem „kleinen Träumer" ein „interessierter Forscher" oder eine „vorlaute Göre" wird zu einem „starken, selbstbewußten Mädchen." Deutungen können also auch zu einer Wendung zum Guten führen und so den Ausstieg aus dem Teufelskreis einleiten.

Manchmal zerbricht ein Teufelskreis auch von selbst. Durch Veränderungen in der Außenwelt oder durch neue Entwicklungsschritte des Kindes können die Beteiligten von ihrem eingeübten Verhalten wegkommen, da die erwartete Reaktion ausbleibt. Störungen können „sich auswachsen". Man sollte aber nicht darauf warten, daß ein gestörtes Miteinander sich von selbst wieder angleicht, sondern bewußt etwas tun. Dies fällt umso leichter, wenn die Erwachsenen das kindliche Verhalten anders als vorher bewerten. Einen bewußten Ausstieg aus dem Teufelskreis können nur Erwachsene leisten, indem sie „heraustreten" und durch den so gewonnenen Abstand das kindliche Verhalten neu bewerten.

Muß eine Deutung richtig sein?

- Die Beziehung zwischen Eltern und Kind ist so vielschichtig, daß ein kindliches Verhalten vielerlei bedeuten kann. (Dies zeigen auch die Beispiele in den folgenden Kapiteln.)
- Manchmal kann die Botschaft hinter einem Verhalten nicht gefunden werden.
- Dennoch ist die Suche nicht vergeblich. Die Erwachsenen achten während der Zeit des Suches und Fragens stärker auf das Kind als vorher. Sie tun das kindliche Verhalten nicht einfach ab, indem sie es in die Schublade „Verhaltensstörung" stecken.

Verhaltensstörungen als Hilferuf

Warum stört ein Kind überhaupt? Was will es mit seinem Verhalten bewirken? Wenn das Kind unter seiner Beziehung zu den Eltern leidet, kann es meistens nicht in Worte fassen, was es bekümmert. Dazu fehlen ihm der Abstand und die sprachlichen Fähigkeiten. So nimmt es unwillkürlich Zuflucht zu auffälligem Verhalten, um die Eltern auf seine Not aufmerksam zu machen und um eine Veränderung herbeizuführen. Es ruft sozusagen um Hilfe. Es wird selbst aktiv, es weist indirekt auf eine notwendige Veränderung hin.

Manchmal erreicht der Hilferuf die Eltern nicht, weil sie durch das kindliche Verhalten zu sehr getroffen sind. Denn Kinder wählen, um auf sich aufmerksam zu machen, intuitiv solche Verhaltensweisen, die den Eltern unter die Haut gehen. Sonst wäre ihr Stören nicht so wirkungsvoll. Um den Hilferuf des Kindes zu verstehen, müssen Eltern bereit sein, sich ansprechen zu lassen, selbst wenn sie die Botschaft des Kindes nicht gleich deuten können.

Verhaltensstörung als Liebeserklärung

Es ist leicht einzusehen, daß kindliche Verhaltensstörungen für die Eltern ärgerlich sind. Es ist schwieriger einzusehen, daß Kinder mit ihrem Stören etwas für die Eltern tun. Wenn ein Kind zum Beispiel Ängste entwickelt, kann sich die sonst ängstliche Mutter der Situation gewachsen zeigen. Sie beschützt das Kind und darf sich als mutig und kompetent erleben. Das Kind hat mit seiner Angst die Mutter stark gemacht. Es hat ihr die Angst genommen, aber auf Kosten seiner eigenen Entwicklung.

Andere Kinder sorgen mit ihren Auffälligkeiten für Gesprächsstoff zwischen den Eltern. Eltern, die sich auseinander gelebt haben und sich nur noch wenig zu sagen haben, finden wieder zueinander, denn sie müssen gemeinsam überlegen, was mit dem Kind geschehen soll. Der Konflikt zwischen den Partnern wird verdeckt durch die gemeinsame Sorge um das Kind, und das drohende Auseinanderbrechen der Familie wird hinausgeschoben oder verhindert. Mit seiner Verhaltensstörung „sorgt" das Kind für seine Eltern. Es ist seine Art, seine Liebe zu zeigen, auch wenn es zunächst nur Zorn und Wut erntet.

Kann denn eine Verhaltensstörung etwas Gutes sein?

Wir treiben hier keine „Schönwetterpsychologie", welche jede kindliche Verhaltensstörung wohlwollend betrachtet. Denn Verhaltensstörungen sind nicht an sich gut. Sie erzeugen Leid bei Eltern und Kindern und erschweren das Zusammenleben. Aber in einer schwierigen, festgefahrenen Situation können Verhaltensstörungen die letzte Möglichkeit für das Kind sein, einem Teufelskreis zu entkommen. Verhaltensstörungen fordern uns Erwachsene heraus, andere Bewertungen zu treffen und neue Deutungen zu versuchen. So können kindliche Verhaltensstörungen zu Entwicklungschancen für Erwachsene werden.

Auffällige Kinder – davon sind wir überzeugt – vermitteln uns eine Botschaft, in der ein Wunsch nach Veränderung steckt. Wege und Möglichkeiten, sie zu entschlüsseln, gibt es viele. Wie solche Botschaften lauten können, wollen wir in den nächsten Kapiteln an Beispielen aus unserer Beratungstätigkeit zeigen. Die „persönliche Botschaft" der Kinder steht dabei im Vordergrund und nimmt den größten Raum ein. Wir fügen allgemeine Überlegungen zu den kindlichen Auffälligkeiten hinzu. Jede Geschichte ist in sich abgeschlossen und kann für sich gelesen werden.

Gertraud Finger

Warum ist Pippi Langstrumpf nicht verhaltensgestört?

Das Wort „Verhaltensstörung“ ist uns allen bekannt und wir glauben zu wissen, was damit gemeint ist. Wenn wir aber genauer nachfragen, wird es schon schwieriger. Recht unterschiedliche Verhaltensweisen werden in der Fachwelt darunter zusammengefaßt. Es gibt keine Liste, in der man ablesen könnte, welches kindliche Verhalten als „Störung“ zu gelten hat und welches Verhalten als „normal“ anzusehen ist. Tatsächlich kann ein und dasselbe Verhalten je nach den Umständen verschieden beurteilt werden, so auch im Fall der etwa neunjährigen Pippi Langstrumpf.

Sie ist Heldin mehrerer Kinderbücher von Astrid Lindgren. Schon äußerlich unterscheidet sie sich von gleichaltrigen Mädchen. Ihr leuchtend gelbes Kleid ist viel zu kurz, so daß man ihre gepunktete Unterhose sehen kann. Ihre Strümpfe sind ungleich, und ihre Schuhe sind doppelt so groß wie ihre Füße. Dieses Kind lebt allein in einem alten Haus mit einem verwilderten Garten und es versorgt sich selbst. Ihren Pfannkuchenteig rührt Pippi mit der Badebürste an und spritzt dabei die Wände voll. Nachts, wenn andere Kinder schon schlafen, spielt sie manchmal im Garten Fußball oder übt in der Wohnung schottische Tänze. Zur Schule geht sie nicht. Sie kann nur mit Mühe lesen und überhaupt nicht rechnen. Falls sie mal einen Brief schreibt, ist er voller Fehler und deshalb nur schwer zu entziffern.

Ihre Beziehungen zur Umwelt, würden kritische Erwachsene sagen, sind unüblich. Pippi hat keinen Respekt vor Lehrern, vor Polizisten oder etwa vor dem Bürgermeister. Wenn sie eingeladen wird und sich besonders gut benehmen will, drängt sie sich mit ihren Geschichten so in den Vordergrund, daß die anderen nicht zu Wort kommen. Es kommt auch vor, daß sie eine ganze Torte alleine ißt und eine Kanne Saft austrinkt, ohne daran zu denken, daß die anderen Gäste auch etwas haben möchten. Sie redet ungefragt und erzählt die unglaublichsten Geschichten.

Wenn wir dieses Mädchen aus dem Blickwinkel von Erziehungsfachleuten betrachten, müssen wir feststellen, daß Pippi Langstrumpf, so wie sie lebt, von ihrer Umgebung einer gewissen Verwahrlosung preisgegeben wurde, daß sie mit ihrer Schulbildung im Rückstand ist und in ihrem Sozialverhalten zumindest „distanzlos" ist. Aber ist dieses Mädchen wirklich „verhaltensgestört"? Wünschen sich nicht alle jungen Leserinnen, ein wenig so wie Pippi zu sein? Bisher ist wohl noch niemand auf die Idee gekommen, Pippi Langstrumpf „verhaltensgestört" zu nennen. Pippis Verhalten ist zwar „auffällig", aber doch nicht „gestört".

Denn das eben beschriebene Bild von Pippi Langstrumpf ist einseitig. Es enthält nur die Verhaltensweisen, die aus der Sicht der Erwachsenen negativ zu Buche schlagen. Im Gegensatz dazu stehen nämlich ganz andere Haltungen und Taten. Pippi Langstrumpf steckt voller Ideen, sie ist tatkräftig und sie ist auffallend willensstark. Sie setzt ihre Kräfte auch dazu ein, um Schwächeren zu helfen oder um Ungerechtigkeit zu beheben. Die Mutter ihrer Freunde Thomas und Annika sagt einmal: „Pippi benimmt sich vielleicht nicht immer besonders fein. Aber sie hat ein gutes Herz.“ (Lindgren 1987, S. 334)

Niemand fühlt sich durch Pippi gestört

Daß Pippis Verhalten nicht als „Störung“ gelten muß, hängt auch damit zusammen, daß sich in der Geschichte niemand dadurch gestört fühlt. In einer normalen Familie wären das zuallererst die Eltern. Pippis Lebensumstände sind anders: „Sie hatte keine Mutter und keinen Vater und eigentlich war das sehr schön, denn so war niemand da, der ihr sagen konnte, daß sie zu Bett gehen sollte, gerade wenn sie mitten im schönsten Spiel war, und niemand, der sie zwingen konnte, Lebertran zu nehmen, wenn sie lieber Bonbons essen wollte.“ (S.8) Pippis Mutter ist schon früh gestorben, und ihr Vater, der sich ebenso ungewöhnlich verhält wie seine Tochter, lebt weit entfernt als Negerkönig auf einer Insel. Er hat keinen Einfluß auf Pippis Alltag, will auch keinen Einfluß nehmen, denn er traut ihr zu, allein zurechtzukommen und er ist stolz auf sie.

Die braven Bürger in der kleinen Stadt können den Gedanken zunächst nicht ertragen, daß ein kleines Mädchen ganz allein lebt. Sie möchten Pippi in ein Kinderheim stecken. Doch Pippi beweist ihnen, daß sie ganz gut für sich selbst sorgen kann. Sie sorgt sogar für andere, wenn sie Kinder beim Brand eines Hauses rettet, wenn sie Geschenke und Essen verteilt oder einen kleinen Jungen davor bewahrt, von größeren Kinder geschlagen zu werden. Nachdem die Bürger der Stadt sich an Pippis sonderbares Verhalten gewöhnt haben, mögen sie sie sogar und vergessen ihren Vorsatz, sie in ein Kinderheim zu stecken.

Die Bürger fühlen sich durch sie nicht gestört. Es geht sie eigentlich nichts an, denn sie sind nicht verantwortlich für Pippi. Niemand ist getroffen, wenn sie sich die

Zähne nicht putzt. Niemand muß sich schämen, wenn sie vorlaut ist oder Lügengeschichten erzählt. Es gibt niemanden, der fürchtet, in der Erziehung versagt zu haben, weil sie noch nicht richtig lesen und rechnen kann. Also darf Pippi so bleiben, wie sie ist. Sie hat trotz ihres ungewöhnlichen Verhaltens keine „Verhaltensstörung", weil niemand da ist, der ihr Verhalten als Störung erlebt.

Was fasziniert kindliche Leser an Pippi Langstrumpf?

Auf jeder Faschingsparty sieht man kleine Mädchen, die sich als Pippi Langstrumpf verkleiden. Auch im Alltag kämmen sich manche Mädchen die Haare wie Pippi. Sie schaukeln dann mit ihren abstehenden Zöpfen und probieren aus, wie es ist, aufmüpfig oder „frech" zu sein. Was fasziniert die Kinder so an Pippi Langstrumpf?

Pippi ist stark. Welches Mädchen kann schon seinen eigenen Vater tragen, lästige Polizisten einfach aufs Dach des Hauses setzen oder einen Hai, der gerade ein Kind auffressen will, packen und aus dem Wasser heben? Pippi ist stärker als ihr Vater, ja sie ist das stärkste Mädchen der Welt.

Pippi ist reich. Sie hat einen unerschöpflichen Reichtum an Goldstücken. Sie kann sich alles kaufen, was sie will, macht ihren Freunden große Geschenke und lädt alle Kinder der Stadt zum Bonbonessen ein. Welches Kind möchte nicht so im Mittelpunkt stehen und alle Freunde glücklich machen?

Pippi ist unabhängig. Pippi kann tun, was sie will. Niemand macht ihr Vorschriften. Wer so stark ist wie sie, braucht keinen Erwachsenen, der sie beschützt. Wer so reich ist, kann sich alles kaufen. Wer so gut für sich selbst sorgen kann, braucht niemanden als Hilfe.

Pippi muß niemanden stören

Verhaltensgestörte Kinder kommen mit ihren Bezugspersonen nicht zurecht und diese nicht mit ihnen. Wenn Kinder störendes Verhalten zeigen, so ist dies häufig ein Signal dafür, daß es so nicht weitergehen kann, daß etwas geändert werden muß. In diesem Sinne ist eine Verhaltensstörung als ein „Hilferuf in einer schwierigen Situation" zu verstehen. Allerdings ist es kein Hilferuf, den das Kind bewußt und willentlich aussendet. Aber sein Verhalten „stört" den gewohnten Ablauf, bringt ihn durcheinander und ist somit der erste Schritt zu einer Veränderung.

Pippi Langstrumpfs Verhalten ist kein Hilferuf. Sie lebt nicht in einer schwierigen Situation und möchte keine Veränderung. Sie hat alles, was sie will. Sie ist stark, reich und unabhängig. Was sie ändern will, kann sie selbst in die Hand nehmen. Deshalb sind Kinder so fasziniert von ihr. So wie sie möchten viele Kinder leben, selbstbestimmt, ohne „lästige" oder „nervende" Eltern.

Wer keine Sorgen macht, wird nicht umsorgt

Doch gerade das, worum andere Kinder Pippi beneiden, ihre Unabhängigkeit und Stärke, könnte man auch als ihre Schwäche ansehen. Die Kinderbuchfigur Pippi hat keine Eltern, mit denen sie sich auseinandersetzen muß. Ihr fehlt das erwachsene Gegenüber, von dem sie sich abgrenzen kann, um ihren eigenen Weg zu entdecken. Sie muß sich nicht an Geboten oder Verboten reiben, kann aber auch nicht daran wachsen und sich entwickeln. Pippi bleibt sich immer gleich.

Pippi bereitet keinem Erwachsenen Kummer, aber es kümmert sich auch niemand wirklich um sie. Niemand macht sich ihretwegen Sorgen, hat schlaflose Nächte oder weint gar um sie. Niemand ist getroffen durch ihr Verhalten, aber auch niemand ist glücklich, wenn ihr etwas gelingt. Niemand strahlt sie an. Sie hat keine Eltern, deren Augen glänzen, sobald sie sie sehen, und sie kann sich selbst nicht in den Augen ihrer Eltern spiegeln. Es gibt keine Erwachsenen, die „positive Wachstumsphantasien" (Guggenbühl 1976) über Pippi hätten. Niemand erträumt ihre Zukunft und regt sie damit an, eigene Phantasien zu entwickeln, die ihrem Leben eine Richtung und einen Sinn geben. „Jeder wächst nur, wenn er geträumt wird," sagt Danilo Dolei in einem Kalenderblatt. So verwundert es nicht, daß Pippi nicht erwachsen werden will. Mit Pillen und einem Zauberspruch will sie das verhindern und ihr Leben lang Kind bleiben.

Wer nicht umsorgt wird, ist allein

Pippi Langstrumpf ist ein starkes Kind, das in allen Situationen zurechtkommt. Sie braucht sich nirgends anzulehnen, wird deshalb auch nicht liebevoll umsorgt und behütet. Wirkliche Nähe gibt es nur zu ihren Freunden Thomas und Annika. Als Pippi mit dem Schiff ihres Vaters wegfahren will und Thomas und Annika ihr betrübt und weinend nachwinken, ändert sie ihren Plan und kehrt in die Villa Kunterbunt zurück. Sie sagt: „Ich halte es nicht aus, daß ein Mensch auf Gottes grüner Erde meinetwegen weint und traurig ist." (S.274)

Aber Pippis Freunde haben neben der Zeit, die sie mit Pippi verbringen, auch noch ein eigenes Leben, mit Schule und Hausaufgaben, mit Eltern und Verwandtenbesuchen. Wenn Thomas und Annika abends nach Hause gehen, bleibt Pippi allein in der Villa Kunterbunt zurück. Das Buch endet, indem Pippis Freunde aus dem

Hause ihrer Eltern zu ihr hinübersehen. „Annika stand in ihrem rosa Pyjama am Fenster und schaute zur Villa Kunterbunt hinüber. ‚Guck mal, ich seh' Pippi,' rief sie begeistert ... Pippi saß am Tisch, den Kopf in die Hände gestützt. Mit einem träumerischen Ausdruck starrte sie auf ein kleines flackerndes Licht, das vor ihr stand. ‚Sie – sie sieht irgendwie so einsam aus,' sagte Annika und ihre Stimme zitterte etwas." (S.389)

Verhaltensstörungen haben etwas mit Nähe zu tun

Eltern, die sich durch das Verhalten ihres Kindes gestört fühlen, zeigen damit auch, daß ihr Kind ihnen nicht gleichgültig ist. Was ihr Kind tut, geht ihnen nahe, sie „lassen" sich von ihm stören. Das Kind bereitet ihnen Kummer und sie „kümmern" sich. Vielleicht schimpfen sie sogar oder schreien es an. Doch in ihrer Wut sind sie dem Kind ganz nahe. So hat die Frage nach einer möglichen Verhaltensstörung immer etwas zu tun mit der Frage nach Nähe und nach den Beziehungen zwischen den Beteiligten.

Auch Kinder, die mit ihrem auffälligen Verhalten die Eltern stören und zur Verzweiflung bringen, sind – aus kindlicher Sicht – ihren Eltern ganz nahe. Sie rütteln an ihnen, zwingen sie, sich mit ihnen zu beschäftigen. Die Eltern sind ihnen nicht gleichgültig, sondern sehr wichtig. So wichtig sogar, daß sie ein Verhalten entwickeln, welches ihnen selbst manchmal unangenehm ist oder ihnen lauter Nachteile bringt. All das nehmen Kinder in Kauf, um die Beziehung zu ihren Eltern zu verbessern. Meist können Eltern dies zunächst nicht erkennen und fühlen sich nur gestört. Die nun folgenden „Familiengeschichten" aus der psychologischen Praxis beschäftigen sich mit diesem engen Miteinander von Eltern und Kind.

Sie beginnen stets mit der Darstellung einer kindlichen Störung und fragen dann nach dem Sinn, der dahinter stecken kann.

Entschlüsselte Botschaften:

Familiengeschichten aus der psychologischen Praxis

Traudel Simon

„Endlich muß ich nicht mehr stark sein!"

Einnässen als stilles Weinen in der Nacht

Die besorgte Lehrerin der zehnjährigen Eva ruft an einem Montagmorgen bei mir in der Psychologischen Praxis an. Sie war gerade mit ihrer vierten Klasse am Wochenende auf einer Hütte. Am Sonntagmorgen beim Frühstück bemerkte sie, wie die Mädchen geheimnisvoll untereinander tuschelten. Nur Eva saß still vor ihrem Frühstücksteller und wagte kaum aufzuschauen. Nach dem Frühstück sollten die Zimmer aufgeräumt werden, da die Klasse in einer mehrstündigen Wanderung den Heimweg antrat. Die Lehrerin begleitete die Mädchen in ihren Schlafsaal, um mitzuhelfen. Sie sah, daß Eva bereits ihren Schlafsack weggeräumt und ihre Sachen in Ordnung gebracht hatte. Eva saß auf ihrem Bett und wartete auf die anderen. Ein Mädchen streifte sie im Vorübergehen und hielt sich demonstrativ die Nase zu. Die anderen kicherten. Nun konnte die Lehrerin nicht mehr umhin, die Mädchen zur Rede zu stellen, was denn eigentlich vorgefallen war. Eva wurde rot und senkte den Blick, als ein vorlautes Mädchen rief: „Die hat heute Nacht ins Bett gemacht!" Im ersten Moment wußte die Lehrerin nicht, wie sie darauf reagieren sollte. Sie schaute Eva an, die peinlich berührt zu Boden starrte. Zwar hatte sie schon davon gehört, daß manche Kinder bis spät in das Schulalter hinein noch ins

Bett machen, doch war es bei den zahlreichen bisherigen Klassenausflügen noch nie vorgekommen. Glücklicherweise kam ihr in diesem Moment eine „rettende" Idee: „Du hast dir wohl gestern beim Baden im Bergweiher eine Blasenentzündung geholt. Da kann so was schon mal passieren. Ich werde heute mittag gleich mit deiner Mutter sprechen." Eva schaute auf und sie bemerkte ein erleichtertes Lächeln auf ihrem Gesicht.

Totgeschwiegen und peinlich – das „heimliche Problem"

Später erfährt sie im Gespräch mit der Mutter, daß Eva fast jede Nacht ins Bett macht. Die Mutter hoffte dennoch, daß es vielleicht gerade in dieser Nacht gut gehen würde, wie so manches seltene Mal, wenn Eva bei einer Freundin übernachtete. Nie erzählte sie den anderen Müttern davon und es ging auch immer gut. Die Lehrerin will wissen, ob die Mutter jemals Hilfe bezüglich dieses Problems gesucht hat, doch sie zuckt nur mit den Schultern. Ihr ältester Sohn hat auch lange ins Bett gemacht. Irgendwann ergab es sich von alleine. Außerdem gibt es in der Familie größere Probleme als das Einnässen Evas. Freimütig gibt sie zu, daß sie Evas Schwierigkeiten wenig belasten, zumal Eva ihre nasse Wäsche selbst wechselt und ohnehin für das Wäschewaschen im Haushalt verantwortlich ist. Weiter will sie sich nicht äußern, doch gibt sie der Lehrerin ihr Einverständnis, mit einer Beratungsstelle Kontakt aufzunehmen, um dort abklären, ob es Hilfsmöglichkeiten für Evas Problem gibt.

An diesem besagten Montagmorgen mache ich der Lehrerin am Telefon Mut, Eva und ihre Mutter weiter zu motivieren, sich selbst in der Praxis zu melden. Ich beteuere ihr, daß sehr viele Kinder unter nächtlichem Einnässen leiden und man ihnen helfen kann.

Zwei Monate später steht dann Eva mit ihrer Mutter in meinem Sprechzimmer. Beide halten sich an der Hand und setzen sich zusammen auf einen Sessel. Auf die Frage nach dem Grund ihres Kommens sagt die Mutter, daß Evas Lehrerin sie geschickt hat und ich doch wohl wüßte, worum es gehe. Es ist beiden offensichtlich peinlich, über Evas Einnässen zu sprechen.

Zunächst vereinbare ich mit Eva und ihrer Mutter, daß parallel zu der psychologischen Untersuchung eine medizinische Diagnostik stattfinden soll, um mögliche organische Ursachen des Einnässens abzuklären. Auch bekunde ich meinen Wunsch, in einem ersten Schritt mit den Eltern allein ein Gespräch zu führen. Die Mutter gibt daraufhin zu, daß sie ohne das Wissen ihres Mannes gekommen ist und sie wenig Möglichkeiten sieht, ihn dazu zu bewegen, sich mit Evas Problem „in dieser Weise" auseinanderzusetzen. Nie wäre er bereit, psychologische Hilfe in Anspruch zu nehmen.

Existentielle Nöte

Im Gespräch unter vier Augen berichtet die Mutter dann ganz schnell von den schwierigen Verhältnissen in der Familie. Ihr Mann ist seit geraumer Zeit arbeitslos. Neben finanziellen Nöten plagt sie die Ungewißheit einer eigenen fortschreitenden chronischen Krankheit, weshalb schon häufige Krankenhausaufenthalte nötig waren. So kommt es, daß Eva und ihre ältere Schwester schon früh in die Pflicht genommen wurden. Sie müssen einen Großteil der fälligen Hausarbeiten erledigen, Wäsche waschen, die Wohnung putzen und hin und wieder für das Essen sorgen. Der ältere Bruder und der Vater kümmern sich so gut wie nicht darum, lassen sich von den Mädchen versorgen und stellen Ansprüche. Ihr tut diese Situation für die Mädchen leid, doch kann sie nichts daran ändern, zumal ihr Mann sich auch ihr gegenüber sehr tyrannisch aufführen würde. In der Art und Weise, wie sie von diesen Sachverhalten berichtet, hat die Mutter einen traurig-resignativen Ausdruck. Immer wieder zuckt sie hilflos mit den Schultern.

Das Aschenputtel

Eva war mir auf Anhieb sympathisch durch ihre feine Art. In den Einzelsitzungen mit ihr bin ich erstaunt, wie offen sie doch über ihre Probleme reden kann, nachdem sie im Beisein der Mutter meist geschwiegen hatte. So räumt sie ein, wie sehr sie unter dem Einnässen leidet und wie peinlich ihr der Vorfall während des Hüttenaufenthaltes mit der Klasse nach wie vor ist. Zwar haben ihre Klassenkameradinnen nie mehr darüber gesprochen und die Begründung mit einer Blasenentzündung akzeptiert, doch ist ihr seither nicht mehr recht wohl und sie schämt sich. Nie hat jemand zuvor etwas darüber erfahren und nun fühlt sie sich bloßgestellt. Sie spricht von den Sorgen der Familie und von dem ältesten Bruder, vor dem sie große Angst hat, weil er hin und wieder jähzornig werden kann und sich dann auch nicht scheut, Eva zu schlagen. Mit niemand kann sie darüber sprechen, am ehesten noch mit der Mutter. Doch diese ist selbst sehr mit ihren eigenen Problemen beschäftigt. Das spürt Eva ganz genau, und sie will sie nicht noch mehr belasten. Eva wirkt sehr verloren und einsam, während sie dies erzählt. Neben all diesen Schwierigkeiten beklagt sie, daß sie noch nie so richtig mit der Familie Ferien gemacht hat. Immer wird ihr gesagt, daß man mit ihr nicht fortfahren kann, weil sie nachts das Bett naß machen würde. Es geht ihr ganz schlecht damit, zumal sie Ferienzeiten besonders liebt und gerne einmal befreit wäre von den schulischen

Pflichten und den Anforderungen zu Hause. Deutlich kann Eva von ihrem Kummer sprechen und dennoch bleibt sie in ihrer Haltung schüchtern und zurückhaltend.

Mir fällt auf, daß sie mit ihren Gestaltungen während der Untersuchung äußerst streng umgeht. Für ihre Zeichnungen braucht sie sehr viel Zeit, radiert und verbessert ständig. Sie nörgelt unzufrieden an ihnen herum und äußert sich kritisch bezüglich ihrer Leistungen.

In einem der nachfolgenden Gespräche mit der Lehrerin wird deutlich, wie sehr Eva auch in der Schule um gute Leistungen bemüht und nie so richtig zufrieden mit den Ergebnissen ist, obschon sie eine recht gute Schülerin ist. Auch gibt es keine Probleme mit den Klassenkameradinnen. Sie scheint gut eingebunden in den Klassenverband und hatte bisher immer eine oder zwei feste Freundinnen.

Evas Sorgen beschränken sich demnach hauptsächlich auf die Familie. Sie hat bereits eine große Verantwortung auf sich genommen, die sie in ihrem Alter nur schwer tragen kann. Die Arbeitslosigkeit, ein ständig gegenwärtiges Thema in der Familie, die Sorge um die Zukunftssicherung, belasten sie bereits in hohem Maße. Der Verlust der Mutter steht immer drohend im Raum, da man bei ihrer Krankheit im Verlauf auf das Schlimmste gefaßt sein muß. Dies ist jedoch nie offen ausgesprochen worden. Zuviel Angst ist damit verbunden. Doch Eva ahnt es nur zu gut, was sie in ihren symbolischen Gestaltungen während der Untersuchung zum Ausdruck bringt. Die Familiengrenzen sind zudem sehr eng, nichts darf oder soll nach außen dringen. Der Umgang mit Evas nächtlichem Einnässen ist exemplarisch für die Art, wie in der Familie mit Konflikten und Schwierigkeiten umgegangen wird.

Immer wieder kann man feststellen, daß in Familien mit einnässenden Kindern eine ganz ähnliche Situation vorherrscht wie in Evas Familie.

Störendes Verhalten wird nicht immer zu einem Problem erklärt

Die so lästige und für Eltern und Kind sehr belastende Erscheinung des nächtlichen Einnässens wird in ihrer Problematik oft nicht rechtzeitig erkannt. Hat ein Kind ein bestimmtes Alter überschritten, so drückt es mit dem Einnässen auch immer einen seelischen Kummer aus. Meist sind diese Kinder nach außen hin sehr angepaßt. Da sich die Schwierigkeiten im sehr persönlichen, häuslichen Rahmen zeigen, können sie entsprechend lange nach außen hin verschwiegen werden. Trotz wiederholter und vergeblicher Versuche, den Kindern beim „Trockenwerden" zu helfen, trotz allmorgendlichem Wechseln der Bettwäsche, trotz Schamgefühlen beim Kind, trotz Vorwürfen und Abwertungen von seiten der Eltern bleibt dieses Problem oft sehr lange im Verborgenen. Die Eltern spüren, daß mit dem Kind etwas nicht stimmt, vermeiden aber oft den Gang zum Kinderarzt oder Psychologen in der Hoffnung, es werde sich schon „auswachsen". Sie deklarieren trotz der augenscheinlichen Störung diese nicht als Problem. Vielleicht ahnen sie, daß das so häufig vorgebrachte Argument, der Vater oder die Mutter habe auch sehr lange ins Bett gemacht, dem eigentlichen Kummer des Kindes nicht gerecht wird. Würde man das Einnässen als solches ernst nehmen, könnte dies unter Umständen bedeuten, daß auch eigene Probleme zu Tage gefördert würden. Die Störung wird als solche nicht erkannt, sie darf nicht wahrgenommen werden, um solchen unangenehmen Gefühlen der Konfrontation mit dem eigenen Leid, mit der eigenen Not aus dem Wege zu gehen. Somit gilt, daß störendes Verhalten nicht immer zu einem Problem erklärt wird und Probleme nicht unbedingt als störend erlebt werden. Es kommt auf die Sichtweise an.

Schuldzuweisungen und Umkehrung der Generationen

Doch zurück zu Eva. Im Laufe ihrer Entwicklung verschloß sie sich immer mehr und war mit ihrem Kummer allein gelassen. In ihren Gestaltungen und Äußerungen während der psychologischen Untersuchung beschreibt sie die Situation eines einsamen Kindes, das zwar nach außen gut in die Gemeinschaft eingebunden ist, seinen wahren Kummer jedoch verheimlichen muß. Sie muß stark sein und ihre Angst verbergen. Schon früh wurde sie in eine Selbständigkeit gebracht, die sie mitunter überfordert. Ihre kindlichen Bedürfnisse nach Spielen, nach Freiräumen ohne Verpflichtungen werden nur wenig gestillt. Ferien sind für sie eine unerreichbare Kostbarkeit. Das Tragische ist, daß die Unmöglichkeit, Ferien zu machen, einmal unbeschwert weg zu fahren, an ihrem Einnässen festgemacht wird. So fühlt sie sich auch schuldig und verantwortlich für die eigene Not und die Not der anderen. Ihr wird die Schuld zugewiesen und sie nimmt sie auf sich. Wieviel Selbstaufopferungstendenzen Kinder entwickeln können, ist häufig verblüffend. Man gewinnt geradezu den Eindruck, daß sich die Aufgaben der Generationen umkehren. Sollten eigentlich die Eltern die Sorge für die Kinder tragen, so ist in manchen Familien gerade das Gegenteil der Fall. Die Kinder tragen Sorge für die Erwachsenen.

Die Botschaft

Eva ist sehr eng mit der Mutter verbunden. Beide bilden eine Notgemeinschaft. Der Vater, ein Patriarch, der Schwächen und Probleme verleugnet, kann die Mutter in ihrer Angst und in ihrem Leid, das die Krankheit bei ihr verursacht, nur wenig unterstützen. Die ältere Schwester geht bereits vermehrt ihren eigenen Weg, und der Bruder orientiert sich in seinem Verhalten am Vater. So bleibt es an Eva, der Mutter emotional beizustehen und sie zu entlasten. Schon früh hat sie sich das bedrückte und sorgenvolle Lebensgefühl der Mutter zu eigen gemacht. Ihre Trauer und Angst darf sie jedoch nicht zum Ausdruck bringen. Sie wurde mit eingestimmt in die Probleme der erwachsenen Familienmitglieder und hat gelernt, sie als ihre eigenen zu betrachten.

Solche Beziehungskräfte sind jedoch Hemmnisse der kindlichen, individuellen Entwicklung. So blieb ihr eigenes Wachstum, ihre eigene Entwicklung auf der Strecke. Einnässende Kinder sind im Grunde depressive Kinder, doch wird dieses Lebensgefühl weitgehend verleugnet. Trauer, Kummer und Sorge drücken sich nicht in offenen Tränen aus, sondern werden umgeleitet. Das Weinen findet dann in der Nacht statt in Form des Einnässens, da sich im Schlaf die ängstliche Grundspannung der Kinder lösen kann. In der Entspannung des Schlafes kann Eva loslassen, sie braucht nicht mehr stark zu sein und kann ihre Situation „beweinen“: „Endlich muß ich nicht mehr stark sein! Endlich kann ich weinen!“

Der sich entfaltende Baum

Im Märchen vom Aschenputtel heißt es: „Aschenputtel dankte ihm (*dem Vater für das mitgebrachte Haselreis*), ging zu seiner Mutter Grab und pflanzte das Reis darauf, und weinte so sehr, daß die Tränen darauf niederfielen und es begossen. Es wuchs aber, und ward ein schöner Baum“ (Brüder Grimm, Kinder- und Hausmärchen, 21).

Nicht zufällig drängte sich uns weiter oben das Bild eines Aschenputtels auf in Anbetracht von Evas Geschichte. Eva lebt ein Aschenputteldasein, ist stets für andere da, sorgt für deren Bedürfnisse und macht die „Dreckarbeiten". Wie im Aschenputtelmärchen spielt für Eva auch das Baummotiv in der psychologischen Untersuchung und in der nachfolgenden Therapie eine wesentliche Rolle.

Zu Beginn zeichnet sie einen reich verzweigten Baum mit einigen Blättern. Die Krone ist jedoch nach oben hin wie mit einem geraden Schnitt abgeschnitten. Ihre Lebenskräfte, die sich symbolisch in der Wachstumsrichtung des Baumes zeigen, können sich nicht weiter entfalten. Sie scheinen, in Analogie zu einer gut beschnittenen Hecke, immer wieder gestutzt zu werden. Eva zeichnet diesen Baum nur mit Bleistift. Sie will keine Farbstifte dazu benutzen. Kindliche Lebensfreude und Vitalität können sich in der dunklen Schwere der Familienatmosphäre kaum entwickeln. Für Eva gibt es keine unbeschwerte, farbig-frohe Kinderwelt.

Die Botschaft von Evas „störendem Verhalten" ist unschwer zu verstehen und es bedurfte keines langen Rätselratens, um die Aussage zu entschlüsseln. Eine unbeschwerte Kindheit ohne Zukunftsangst und Sorgen ist Eva nicht vergönnt. Sie muß stark sein wie eine Erwachsene. Die Last drückt schwer auf ihr, so daß sie sich nicht wie andere Kinder, die sich neugierig die Welt erobern, entwickeln kann.

Neben dem Einsatz der Klingelhose (siehe Kasten) zur raschen Beseitigung des Symptoms in der Nacht wird Eva spieltherapeutisch betreut. In der Therapie nutzt sie die Gelegenheit, ihre Situation *offen* zu beklagen und *offen* zu beweinen, wie Aschenputtel am Grab der Mutter. Das tut ihr gut und entlastet sie. Sie findet zudem Unterstützung in der Abgrenzung zu den elterlichen Sorgen und kann vermehrt ihren eigenen Weg gehen. Gegen Ende der

Therapie malt sie auf eigenen Wunsch nochmals einen Baum. Es wird ein sich voll entfaltender, grüner Laubbaum, der nach oben hin wachsen darf.

Noch sehr viel später, nach Abschluß der Behandlung, bringt sie hin und wieder Freundinnen, die Schwierigkeiten mit ihren Eltern haben, in die Praxis. Noch immer sorgt sie für andere, doch kann sie nun gut zwischen ihren eigenen Problemen und denen der anderen unterscheiden. Auch ist sie in der Lage, vermehrt für sich selbst zu sorgen und sich Unterstützung zu holen. So wie sie mit ihren Freundinnen kommt, so „zerrt" sie bisweilen auch ihre Mutter wieder in die Praxis, wenn Konflikte mit ihr nicht zu lösen sind oder sie Hilfe braucht, um in ihren Bedürfnissen wahrgenommen und respektiert zu werden.

Ursachen des Einnässens und Hilfen für die Familien

Einnässen bezeichnet man in der Fachsprache als Enuresis. Es erfolgt meistens in der Nacht, tagsüber ist es wesentlich seltener. War das Kind noch nie trocken, so spricht man von primärer Enuresis. Handelt es sich um Rückfälle bei einem Kind, das schon sauber war, so bezeichnet man dies als sekundäre Störung. Die Ursachen sind sehr vielfältig und müssen im Einzelfall gut abgeklärt werden. Die Behandlung richtet sich entsprechend danach aus.

Einnässen als Übergangserscheinung: Dies ist häufig zu beobachten, wenn ein Geschwisterchen geboren wird oder die Familie durch Trennung und Scheidung der Eltern in ihrem alten Gefüge auseinander bricht. Auch der Verlust einer nahen Bezugsperson kann das zeitweilige, wiederholte Einnässen bei einem Kind auslösen. In solchen Fällen ist es wichtig, das Kind liebevoll zu begleiten, es zu trösten und ihm die Möglichkeit zu geben, seiner Trauer offen Ausdruck zu verleihen. Das Einnässen verschwindet dann oft von selbst.

Einnässen als Folge einer körperlichen Krankheit: Nicht immer steckt eine psychologische Botschaft hinter dem Symptom, sondern eine körperliche Erkrankung wie zum Beispiel eine Harnweginfektion, weshalb immer eine medizinische Abklärung erfolgen muß.

Einnässen als Ausdruck anhaltender emotionaler Probleme: Kann man organische Ursachen ausschließen, so gibt es eine Vielfalt von Behandlungsmöglichkeiten, die auch den Einsatz von Medikamenten einschließen. In den meisten Fällen hilft der Einsatz einer „Klingelhose". Sobald einige Tropfen Harn in die Hose gehen, wird ein akustisches Signal ausgelöst, das das Kind weckt. Es kann dann auf der Toilette seine Blase vollends entleeren. Doch sollte auch immer eine psychologische Begleitung stattfinden, die die Kinder in diesem Prozeß motiviert, die Eltern unterstützt und berät.

Das Einnässen als Ausdruck seelischen Kummers bedarf jedoch nicht selten einer längeren therapeutischen Betreuung.

Gertraud Finger

„Mir wird alles zu viel!"

Schreibabys sind hilflos und machen hilflos

Vor mir sitzt ein junges, elegantes Paar mit seiner fünf Monate alten Tochter. Der Vater ist Tunesier, er hat in Deutschland Medizin studiert und arbeitet jetzt als Oberarzt in einer Klinik. Die Mutter ist Studienrätin für Deutsch und Französisch. Seit der Geburt ihrer Tochter hat sie Mutterschaftsurlaub. Das Paar sucht eine Beratungsstelle auf, weil seine kleine Tochter ständig schreit.

Der Schritt, fremde Hilfe in Anspruch zu nehmen, ist dem Paar nicht leicht gefallen, denn bisher waren beide in ihrem Leben sehr erfolgreich, und alles hat sich ihren Wünschen entsprechend entwickelt. Beide haben sich während ihres Studiums kennengelernt und leben seit drei Jahren zusammen. Sie haben ihr Studium mit Erfolg abgeschlossen und viel Freude an ihren unterschiedlichen Berufen. In ihrer Freizeit haben sie eine große Altbauwohnung renoviert, die sie mit deutschen und arabischen Möbeln ausgestattet haben. Als das getan war, schien für sie der Augenblick gekommen, sich ein Kind zu wünschen. Die Schwangerschaft war für beide eine glückliche Zeit. Es ging der Mutter körperlich gut. »Ich fühlte mich stark und unverletzlich," sagt die Mutter. „Nichts konnte mich aus der Ruhe bringen, während ich heute mein Gleichgewicht längst verloren habe."

Das Kind

Auf dem Schoß ihrer Mutter sitzt ein niedliches, kleines Mädchen im weißen Baumwollkleid. Es wird von den Eltern Paula Houria genannt. Mit den dunklen Locken ihres Vaters und den großen braunen Augen sieht es aus wie ein „Reklamebaby", aber nicht wie ein Kind, das seinen Eltern Sorgen bereitet. Die Eltern berichten, daß Paula Houria drei Wochen zu früh geboren ist, aber stets gesund war und sich körperlich gut entwickelte. Doch seitdem sie auf der Welt ist, schreit sie und ist nicht zu beruhigen. Manchmal schreit sie ohne ersichtlichen Grund stundenlang.

Die Eltern glaubten zunächst, daß das Kind Schmerzen oder eine schlimme Krankheit habe. Doch die Ärzte konnten nichts finden. Sie beruhigten die Eltern und meinten, Paula Houria sei gesund. Sie leide vielleicht unter den häufig vorkommenden Drei-Monats-Koliken, das sind Schwierigkeiten und Schmerzen bei der Verdauung eines jungen Säuglings, die aber nach den ersten drei Monaten meist überwunden werden. Inzwischen ist das Mädchen aber fünf Monate alt und schreit immer noch.

Versuche, das Kind zu trösten

Paula Houria hat bisher ruhig auf dem Arm der Mutter gesessen. Sie wirkt dabei hell wach und aufmerksam, wenn auch leicht angespannt. Sie kuschelt sich nicht wie andere Babys in Mutters Armen, sondern sitzt eher gerade mit weit geöffneten Augen da, so als dürfe ihr nichts entgehen. Nachdem sie sich lange umgesehen hat, wird sie unruhig, drückt die Beine durch, so daß sie auf Mutters Schoß steht, dabei verzieht sie ihr Gesicht und schreit los. Ihr Gesicht ist nicht der Mutter zugewandt, sie weint einfach in den Raum hinein.

Die Mutter steht auf und schüttelt ihr Kind. Einen Augenblick wird Paula ruhig, doch dann fängt sie wieder an und schreit noch lauter. Die Mutter schüttelt Paula heftiger, Paula wird wieder eine Sekunde ruhig und schreit gleich weiter. „Nimm du sie mal," sagt die Mutter und überreicht ihrem Mann das Kind. Während die Mutter das Kind stets mit von ihr abgewandtem Gesicht trägt, sieht der Vater seine Tochter an. Er reißt die Augen auf, öffnet den Mund, schnalzt mit der Zunge. Erstaunt sieht Paula ihn an und vergißt einen Augenblick zu weinen. Doch dann beginnt sie von vorne. Ihr Weinen wird immer lauter und schriller.

Die Mutter bereitet inzwischen das Fläschchen vor. Entschuldigend sagt sie zu mir: „Sie ist schon sehr lange wach und hat lange nichts getrunken." Der Vater gibt ihr das Kind zurück. Gierig trinkt Paula einige Schluck Milch, dann schiebt sie die Flasche aus dem Mund und weint wieder los. Nun versucht der Vater es mit der Flasche, doch mit dem gleichen Ergebnis. Die Eltern geben sich das Kind hin und her. Sie versuchen es abzulenken, erst mit der Flasche, dann mit dem Schnuller und mit Spielzeug, aber Paula schreit immer weiter. Nun nimmt der Vater sie auf den Arm, geht im Zimmer hin und her, bleibt vor dem Fenster stehen, Paula sieht nach draußen, wird etwas ruhiger. Sie reibt sich die Augen, die schon ganz rot sind. Paula scheint inzwischen übermüdet zu sein und kann doch den Schlaf nicht finden. Der Vater sagt: „Ich gehe etwas nach draußen," und verläßt den Raum mit dem weinenden Kind.

Die Mutter berichtet, daß sie richtig Angst vor Paulas Schreien hat. „Wenn sie nur das Gesicht verzieht, bricht bei mir die Panik aus," sagt sie. „Nachmittags ist es am schlimmsten. Wenn ich sie nicht beruhigen kann, packe ich sie in den Kinderwagen und renne durch den Wald, möglichst über holprige Wege, daß der Wagen ordentlich schaukelt." Ihr Mann hat eine andere Taktik, auf Paulas Schreien zu antworten. Er „spielt den Clown und macht den Hampelmann". Aber keine Methode hilft wirklich.

Die große Kränkung und Einsamkeit

Weil die Mutter als Lehrerin niemals Disziplinprobleme hatte und sogar mit schwierigen Kindern gut fertig wurde, ist für sie Paulas Schreien besonders schlimm. Sie findet es unverständlich und sogar beschämend, daß sie ihre eigene Tochter, ein kleines Baby, nicht beruhigen kann. Weil ihr dies so peinlich ist, meidet sie immer häufiger den Kontakt zu anderen Menschen. An dem Treffen der Frauen, die sich damals gemeinsam mit Gymnastik auf die Geburt vorbereiteten, nimmt sie schon lange nicht mehr teil. Sie sagt: „Alle Babys sind fröhlich, alle Mütter können ihre Babys beruhigen, nur Paula schreit und schreit, und ich weiß nicht, was ich machen soll. Die vielen guten Ratschläge dieser erfolgreichen Mütter machen mich wütend. Was die mir sagen, habe ich alles längst ausprobiert." Auch ihre ehemaligen Kolleginnen besucht sie nicht mehr. Sie sollen nicht miterleben, daß sie nicht mit ihrem Kind fertig wird. So wird die bisher sehr aktive und lebensbejahende Frau immer einsamer und verzweifelter. Sie verausgabt sich im erfolglosen Kampf gegen das Schreien ihrer Tochter.

Für Gemeinsamkeiten des Paares bleibt kaum noch Zeit oder Kraft. Seit Paula Houria auf der Welt ist, haben sie nichts mehr gemeinsam unternommen, sondern wechseln sich nur noch ab in der Beschäftigung des Kindes. „Mein Leben dreht sich nur noch um Paula. Ich komme zu nichts anderem und schaffe nichts mehr. Wie beneide ich meinen Mann um seinen Beruf. Wie gerne würde ich zurück zur Schule gehen," sagt die Mutter. Ihr Mann sieht sie ernst an und sagt: „Aber die Mutter gehört zu dem Kind!" Sie antwortet: „Ach, lassen wir das."

Nachdem der Vater mit Paula den Raum verlassen hat, sagt die Mutter: „Danke, daß Sie uns zugehört haben und daß Sie nicht gesagt haben, was für ein niedliches Mädchen Paula ist. Alle sagen das, wohl, um mich zu trösten. Doch für mich ist es kein Trost, sondern eher ein Vorwurf, daß ich mit diesem niedlichen kleinen Mädchen nicht fertig werden kann und daß ich dieses niedliche Mädchen gar nicht mehr niedlich finde." Wir vereinbaren mehrere Gespräche darüber, wie Paula das Leben ihrer Mutter und deren Gefühle verändert hat.

Ich lerne Paula besser kennen

In der nächsten Zeit finden mehrere Gespräche statt. Manchmal kommt die Mutter allein mit Paula, manchmal ist der Vater dabei. Ich lerne Paula etwas besser kennen. Mit stets weit aufgerissenen Augen sitzt Paula auf dem Schoß ihrer Mutter. Sie will alles sehen, reagiert auf alles. Wird sie angesehen, ist sie sofort bereit zu antworten. Dann strahlen ihre Augen, und sie sieht noch schöner aus.

Paula ist ein aufgewecktes Mädchen, das oft mehr will, als es eigentlich kann. Sie möchte stehen, nach Sachen greifen, ein bestimmtes Spielzeug haben und immer, wenn dies nicht gelingt, fängt sie gleich an zu weinen. Paula ist leicht zu irritieren und regt sich schnell auf. Besonders schwierig ist der Übergang vom Wachen zum Schlafen. Es gelingt Paula kaum, zur Ruhe zu kommen und sich selbst zu beruhigen. Sie ist so lange aktiv, bis sie einfach nicht mehr kann und nur noch schreit. Sie steigert sich immer weiter in ihr Schreien hinein, manchmal so sehr, bis sie bricht. Morgens, wenn sie noch nicht so viel erlebt hat, findet sie schneller zurück in den Schlaf. Doch am späten Nachmittag und am Abend kann sie alles nicht mehr aufnehmen. Sie ist dann übermüdet, überreizt und kann trotz großer Erschöpfung nicht einschlafen.

Der Traum vom wunderbaren Kind zerbricht

Für die Eltern war Paula ein Wunschkind. Sie träumten davon, mit diesem Kind ihre beiden Kulturen zu vereinen. Deshalb gaben sie Paula Houria den Namen ihrer Vorfahren. Sie nannten das Kind nach der deutschen Urgroßmutter und der tunesischen Großmutter. Sie sollte zweisprachig erzogen werden und die Reihenfolge ihrer Vornamen wechseln, je nachdem, in welchem Land sie gerade leben würde. Doch der Traum von dem wunderbaren Kind war bald ausgeträumt. Paula ist zwar auffallend niedlich, aber so schwierig, daß die Eltern verzweifelt sind.

Wut und Verzweiflung

Der erfolglose Kampf gegen Paulas Schreien beeinflußt auch die Gefühle der Eltern. Die Mutter berichtet in einem Einzelgespräch unter Tränen, daß sie andere Eltern, die ihre Kinder schlagen, immer verachtet hat. Doch jetzt hat sie mehr Verständnis, denn sie erlebt sich selbst an der Grenze zur Gewalt. Sie hat Paula zwar noch nie geschlagen, spürt aber, daß sie das Kind um so heftiger schüttelt, je verzweifelter sie ist. Sie sagt: „Manchmal packe ich meine ganze Wut in das Schütteln hinein. Dann erschrecke ich selbst und muß aus dem Zimmer laufen, um ihr nichts zu tun."

Auch in der Paarbeziehung hat sich etwas verändert.

Die Eltern haben keine Kraft mehr für gemeinsame Unternehmungen oder auch nur Gespräche. Ihren unterschiedlichen kulturellen Hintergrund haben sie bisher als Bereicherung erlebt. Sie fühlten sich stark genug, beide Kulturen miteinander zu verbinden. Doch in der augenblicklichen Lage erleben sie das Trennende stärker als das Verbindende. Sie können sich nicht mehr gegenseitig anerkennen und in ihrer Verschiedenheit unterstützen, sondern sie machen sich unterschwellig Vorwürfe.

Voller Unverständnis und mit entschiedener Ablehnung begegnet der Vater aus Tunesien dem Wunsch seiner deutschen Frau, in den Beruf zurückzukehren. „Die Mutter gehört zu dem Kind," sagt er immer häufiger. Und wenn sie sich streiten, wirft er ihr vor, daß es in seinem Heimatland keine Schreibabys gibt. Dieser Satz trifft die Mutter sehr, denn er rührt an ihre heimlichen Fragen, die heißen: „Was mache ich falsch?" oder „Bin ich eine schlechte Mutter?" oder „Vielleicht mag sie mich nicht, weil sie immer so schreit." In ihrer Verzweiflung antwortet die Mutter mit Vorwürfen an den Vater, nämlich daß er sie allein läßt, daß er nur seine Karriere im Kopf hat, daß er sich zum „Pascha" entwickelt.

Der Teufelskreis

Schreibabys gibt es häufig. Wie viele Schreibabys ist Paula Houria, die einige Wochen zu früh geboren ist, zwar körperlich gesund, aber noch nicht reif genug, ihren Schlaf-Wach-Rhythmus selbst zu steuern. Sie braucht insgesamt weniger Schlaf als andere Kinder und hat Mühe, von den Wachzuständen in den Schlaf zu finden. Dieser Übergang ist für sie so schwierig, weil sie als leicht erregbares Kind die vielen sie umgebenden Reize nicht ordnen oder ausschalten kann. Sie findet dann keine Ruhe mehr, um einzuschlafen. Erschöpft und totmüde kann sie nur noch schreien.

Das Kind, so meine ich, schreit eigentlich um Hilfe. Doch seine Eltern erleben das Schreien als Anklage. Für sie schreit Paula in die Welt hinein, was für schlechte Eltern sie sind, Eltern, die nicht einmal ihr Kind beruhigen können. Die Eltern fühlen sich hilflos, ausgeliefert und vor anderen blamiert. Ihr Traum von dem „wunderbaren Kind" ist zerstört, ihr Selbstbild als Menschen, die „jede Herausforderung schaffen", stimmt nicht mehr. Die Mutter fühlte sich in der Schwangerschaft „unverwundbar" und jetzt ist sie tief verwundet worden.

Beide Eltern erleben Paulas Schreien als persönliches Versagen. Sie kommen an ihre Grenzen und erschrecken über ihre eigenen, ihnen bisher nicht bekannten Gefühle. Deshalb können sie das Schreien so schlecht ertragen. Sie versuchen alles, um es so schnell wie möglich abzustellen. Sie lenken Paula ab, schütteln sie, bieten ihr immer mehr an und überreizen sie dadurch noch mehr, so daß Paula noch lauter und verzweifelter schreien muß. Dabei ist das Schreien eher als eine Bitte zu verstehen, sie vor den vielen Reizen zu schützen. Doch in ihrer Not können die Eltern diese Bitte nicht hören. Alles, was sie gegen das Schreien unternehmen, wirkt nicht beruhigend auf Paula, sondern erhöht die Reize, die ohnehin schon viel zu viele sind. So fördern die Eltern mit ihrem Verhalten das Schreien, das sie doch gerade abstellen wollten.

Anderen Eltern geht es ähnlich

Einen ähnlichen Teufelskreis, wie er sich zwischen Paula Houria und ihren Eltern entwickelt hat, gibt es in vielen Familien. Schon Wilhelm Busch beschreibt um die Jahrhundertwende in seiner Bildergeschichte „Der Schreihals" die erfolglosen Versuche eines Vaters, sein schreiendes Baby zu beruhigen. Der Vater trommelt an die Scheiben, er läßt das Kind in den Spiegel schauen, hält ihm einen Wecker ans Ohr, schaukelt es, zeigt ihm Gegenstände, verkleidet sich als „Butzemann". Doch auf jeden Ablenkungsversuch des Vaters antwortet das Kind mit noch lauterem Schreien. Die Ablenkungsversuche der Eltern haben sich bis heute nicht verändert. Allen gemeinsam ist, daß sie die unterschiedlichsten Sinne des Kindes ansprechen, seine Aufmerksamkeit über das Hören, das Sehen und verschiedene Körpererfahrungen erregen, um es somit vom Schreien abzubringen.

Kindliches Schreien, so hat die Forschung ergeben, läßt Eltern nicht kalt. Sie reagieren körperlich mit der Beschleunigung ihres Herzschlages, dem Anstieg ihres Blutdruckes und mit einem Abfall des Hautwiderstandes. All diese körperlichen Veränderungen sind Anzeichen von Stress. Kindliches Schreien wird als Stress erlebt, weil die Eltern oft nicht wissen, was ihr Kind will. Sie möchten es so gerne glücklich sehen und finden oft nicht den Weg, es glücklich zu machen. Außerdem ist kindliches Schreien ansteckend. Die Stimmung des Babys überträgt sich auf die Eltern und läßt sie genau so bedrückt und unglücklich werden. Eine Mutter sagt: „Endlose Zeit mit einem kleinen Baby wird mit der Frage zugebracht: *‚Was willst du? Was willst du?' Seine Schreie sind schmerzhaft für mich, körperlich schwer zu ertragen. Seine Schreie schmerzen mir an den Schläfen, in meiner Brust. Ich weine oft mit, wenn ich sie nicht trösten kann. Was könnte ich sonst tun?"* (Erdrick *1993, S. 49*)

Wenn Kinder sich selbst nicht beruhigen können und zu überreizt sind, um vom Wachen zum Schlafen zu gelangen, brauchen sie ganz besonders die Ruhe ihrer Eltern. Je unruhiger und schwieriger das Kind ist, um so höher sind die Anforderungen an die elterliche Gelassenheit und Feinfühligkeit, damit es nicht zu einer Beziehungsstörung zwischen beiden Seiten kommt. Eltern können dann durch ihre Haltung das ausgleichen, was das Kind von selbst noch nicht leisten kann.

Doch dies ist leicht gesagt und schwer zu tun, weil kindliches Schreien die Eltern so hart trifft, und weil die Anforderungen, die Eltern an sich selbst stellen, oft zu hoch und manchmal unerreichbar sind. Dann wird eine banale Entwicklungskrise als Unfähigkeit erlebt und von heftigen negativen Gefühlen begleitet, die das Miteinander noch mehr stören. Es entwickelt sich ein Teufelskreis, der oft nur dadurch unterbrochen werden kann, daß jemand von außen Entlastung bringt. Wie dies geschehen kann, soll im folgenden dargestellt werden.

Hilfen für Eltern und ihre schreienden Babys

Ein umfangreiches Angebot. Alle Hilfen gelten weder den Eltern noch dem Kind allein, sondern sie haben das Ziel, die gestörte Beziehung zwischen beiden Seiten zu verbessern. Deshalb müssen die Eltern in ihrer besonderen Situation gesehen werden, es muß aber auch die Persönlichkeit des Kindes unterstützt werden und nicht zuletzt die gemeinsame „Geschichte" beider Partner berücksichtigt werden.

Dem Schreien eine neue Bedeutung geben. Schwierig für den Umgang mit Schreibabys ist, daß Eltern ihr Kind nicht fragen können, was es will. Sie versuchen, sein Verhalten zu verstehen, erklären es aus ihrem eigenen Blickwinkel und manchmal stimmen ihre Erklärungsversuche nicht. Paulas Eltern fühlten sich durch ihr Schreien blamiert und mußten deshalb so intensiv darauf reagieren.

Da war es wichtig, dem Schreien eine neue Bedeutung zu geben. Das Mädchen schreit nicht, um seine Eltern zu ärgern oder um seinen Kopf durchzusetzen. Nein, Paula schreit, weil sie die vielen, auf sie einstürmenden Reize nicht verarbeiten kann. Sie ist angespannt und überfordert, und durch das Weinen löst sich etwas von der Spannung. Deshalb ist ihr Weinen wichtig und notwendig. Mit dieser neuen Deutung können die Eltern Paulas Weinen besser ertragen. Sie müssen es nicht mehr um jeden Preis beseitigen. Sie können ruhiger damit umgehen und versuchen, es zu verstehen.

Die eigenen Gefühle aussprechen und anerkennen. Bei Gesprächen in der Beratungsstelle erhalten die Eltern die Möglichkeit, sich über ihre Gefühle klar zu werden und sie auszusprechen, anstatt sie hinunter zu schlucken. Sie lernen, Abschied zu nehmen von ihrem Wunschtraum der „Modellfamilie", die alle Probleme des Lebens meistert. Aber die Gespräche weisen ihnen auch einen neuen Weg. Die Schwierigkeiten des kleinen Mädchens haben seine Eltern dazu gebracht, wieder miteinander zu sprechen. Es kommt zu einem neuen Austausch über gegenseitige Erwartungen, über ihre kulturellen Ansichten und darüber, wie sie ihr Leben führen wollen.

Beruhigungsstrategien erproben. Die Gespräche dienten auch dazu, herauszufinden, was Paula und ihren Eltern gut tut und was sie leisten können. Es gibt einerseits allgemeine Erfahrungen für den Umgang mit Schreibabys. In unserem Fall wurden sie teilweise von den Eltern übernommen und so wurde Paula geholfen, leichter zur Ruhe zu kommen. Andererseits hat jedes Kind, auch schon ein Baby, bestimmte Eigenarten und Vorlieben und zeigt uns auf, was es will, wenn wir es genau beobachten. So mußten wir auch Paulas „Signale" deuten.

Paula ist offensichtlich ein „Augenmensch". Sie möchte alles sehen, alles mitbekommen und reagiert intensiv auf Blickkontakt. Weil Paula so neugierig ist, hat die Mutter sie meist mit von sich abgewandten Gesicht getragen. So konnte Paula alles sehen und auf alles reagieren. Doch manchmal wurde es für das Kind zu viel. Paula, die nicht abschalten konnte, war von den vielen Eindrücken überfordert. Ein Wechsel in der Tragehaltung des Babys führte zu einer Verringerung der Reize und gab Paula die Möglichkeit, ihre Mutter häufiger anzusehen und sie besser kennenzulernen.

Entwickeln von gegenseitigem Kontakt und Zwiegesprächen. Nachdem Paulas Mutter ihr Kind herumgedreht hatte und beide sich mehr ansahen, veränderte sich die Beziehung zwischen beiden. Aus der Säuglingsforschung wissen wir, daß sich aus einem Blickkontakt mit einem Baby fast immer ein gegenseitiges Lächeln und ein Zwiegespräch entwickelt. Kaum ein Erwachsener kann sich dem Charme eines Babys entziehen, wenn es ihn anstrahlt und ihm die Hände entgegenstreckt. So ging es auch Paulas Mutter. Sie hatte sich bisher im Kampf gegen das Schreien ihres Kindes verausgabt und wenig von der „Unwiderstehlichkeit" des Lächelns ihrer Tochter und von der Beglückung durch ein Zwiegespräch mit ihrem Baby erfahren. Die Mutter fühlte sich nun durch den anderen Kontakt zu ihrer Tochter bestätigt. Sie konnte glücklich zurücklächeln und mit ihrer kleinen Tochter „schwatzen". So überwand sie langsam das Gefühl, in der Erziehung ihres Kindes zu versagen und die Scham, ihr eigenes Kind nicht zu mögen. Auch Paula veränderte sich. Sie wurde ruhiger, wenn sie mit der Mutter Kontakt aufnahm. Sie reagierte intensiv auf das Gesicht ihrer Mutter, aber sie verlor sich nicht in den vielen überflüssigen Reizen.

Veränderungen in der Außenwelt. Mutter und Tochter hatten sich gefunden und brauchten meine Unterstützung nicht mehr. Sie konnten selbst den Teufelskreis des gestörten Miteinanders verlassen, weil sie sich besser verstanden und sich gegenseitig in ihrer Zuwendung bestärkten. Die Abstände zwischen den Beratungsgesprächen wurden größer. Zuletzt sah ich Paula, als sie 18 Monate alt war. Der Kontakt zwischen Mutter und Kind war sehr zugewandt und liebevoll. Das Schreien war längst überwunden. Paula brachte eine Puppe mit, mit der sie spielte, und sie konnte sich während des gesamten Gesprächs selbst beschäftigen.

Auch die Ehepartner hatten ihr altes Gleichgewicht wiedergefunden. Eine tunesische Studentin wurde als Babysitter eingestellt. So konnte die Mutter ein Seminar an der Universität besuchen und einen Nachmittag pro Woche privat Französischunterricht geben. Durch diese Aktivitäten außerhalb der Familie fühlte die Mutter sich nicht mehr so eingesperrt und ausgenutzt. Sie kam fröhlich nach Hause zurück und freute sich auf das Miteinander mit ihrer Tochter.

Hilfen für schreiende Babys

Außenreize herabsetzen: Ruhe statt Hektik, keine Ablenkung, nicht so viel schaukeln, nicht ans Fenster treten, lieber das Zimmer abdunkeln.

Hilfen bei der Beruhigung: Körperkontakt, Kind in aufrechte Haltung heben, langsames Wiegen und Streicheln, sanfte Musik oder Singen, mit tiefer Stimme leise ansprechen. – Ziel ist es aber, daß das Kind sich selbst beruhigen lernt.

Selbstberuhigende Handlungen entdecken und unterstützen: Wenn das Kind einen Weg gefunden hat, mit dem es ruhiger wird, sollte man keine neuen Strategien ausprobieren. Selbstberuhigende Handlungen sind Lutschen am Daumen, am Schnuller oder am Schmusetuch, Kuscheln mit einen Teddy oder ein bestimmtes Einschlafritual.

Übermüdung vermeiden: Nach längerer Wachzeit (1 bis 1 1/2 Stunden) oder bei ersten Ermüdungserscheinungen das Kind sofort zu Bett bringen.

Promptes Reagieren auf das Weinen ist kein Verwöhnen, sondern es schafft Vertrauen. Promptes Reagieren heißt nicht, das Kind ständig herumtragen, sondern das Kind hochnehmen, es beruhigen und dann wieder allein lassen. Bei sofortigem Reagieren läßt das Kind sich oft noch beruhigen, ehe es sich in die Erregung hineinsteigert.

Ein geordneter Tageslauf beruhigt, weil die Abfolge der Aktivitäten (Essen, Spielen, Schlafen) überschaubar wird. Das Kind kann sich darauf einstellen und wird nicht überrascht oder erschreckt. Zu einen geordneten Tageslauf gehört auch ein Einschlafritual.

Die wenigen ruhigen Momente für Gemeinsamkeiten nutzen: Dies fördert das Miteinander und die gegenseitige Freude aneinander. Je ausgefüllter die Wachzeit ist, um so besser gelingt das Einschlafen.

Eigene Bereiche für die Mutter: Hat die Mutter für sich Möglichkeiten zur Entspannung, kann sie dem Kind und seinem Schreien gelassener begegnen.

Entlastung von Schuldgefühlen durch eine andere Deutung des kindlichen Verhaltens.

Traudel Simon

„Nur mit dem Messer in der Hand nimmt man mich ernst!"

Von mangelnder Beachtung zu aggressivem Verhalten

Schlagzeile aus der Lokalpresse:
12jähriger ausländischer Junge setzt Mitschülerin das Messer an die Kehle

Die Schule macht Druck: Der Junge ist untragbar

Adi, ein zwölfjähriger Junge, wird auf Druck seitens der Schule von seinen Eltern in der psychologischen Praxis vorgestellt. Er besucht die Realschule. Die Lehrer fordern, daß mit Adi etwas geschehen muß, da er in der Klasse nicht mehr tragbar ist. Von sich aus hätten die Eltern nichts unternommen. Er ist der Störenfried in der Klasse, hat mit allen Lehrern Ärger, lügt und stiehlt seinen Mitschülern Bleistifte, Radiergummis und kleinere Geldbeträge. Er ist sehr unordentlich und fällt den Lehrern oft durch fehlende Hausaufgaben auf. Nach mehrmaligen kurzen Schulausschlüssen droht Adi nun der endgültige Verweis von der Schule, falls er sich nochmals etwas zuschulden kommen lassen sollte. Dies wollen die Eltern auf alle Fälle vermeiden.

Die familiären Hintergründe

Adi lebt mit seinen Eltern und seinem vier Jahre jüngeren Bruder seit seiner Geburt in Deutschland. Die Familie ist ausländischer Herkunft und zwar aus einem sehr patriarchal geprägten Kulturkreis. Adis Gesamtentwicklung verlief zunächst unauffällig, bis auf die Tatsache, daß er mit sechs Jahren noch eingenäßt hat. Deswegen wurde er auch schon einmal in einer kinderpsychiatrischen Ambulanz vorgestellt. Es wurde lediglich das Symptom des Einnässens behandelt, das daraufhin auch verschwand.

In einem ersten Gespräch mit den Eltern fällt mir auf, wie wenig sie detaillierte Angaben zu Adis Entwicklung machen können. Für die Mutter ist er völlig in Ordnung, im Elternhaus gäbe es so gut wie keine Probleme! Weitere Angaben kann oder will sie nicht machen. In ihren Augen ist Adi ein völlig normaler Junge. Bei ihren Erzählungen strahlt sie über das ganze Gesicht. Dabei erscheint sie mir undurchdringlich, unerreichbar, trotz ihrer offensichtlichen Freundlichkeit. Auch für den Vater bestehen in der Familie mit Adi keine Schwierigkeiten. Er selbst hat nach seinen Aussagen alles im Griff. Wenn Adi nicht spurt, „greife ich hart durch, so wie ich es von meinen Eltern und Lehrern erfahren habe. Das wirkt immer!" Die einzige Sorge der Eltern ist es, daß Adi sich immer wieder Probleme in der Schule einhandelt. So beschimpfen sie ihn mitunter und drohen ihm sogar, daß sie ihn zurück in ihr Heimatland zu der Familie des Vaters schicken würden. Dort, so beteuert der Vater immer wieder, gäbe es keine Disziplinprobleme. Die Lehrer sind strenger und nicht so pädagogisch „verbildet", wie es hierzulande der Fall ist.

Die Schulsituation

Im Gespräch mit dem Lehrer wird deutlich, daß Adi schon von Anfang an schwierig war und alle Maßnahmen in Strenge und Güte bisher nichts gefruchtet hätten. Er stört die anderen ständig, verhält sich unsozial gegenüber seinen Mitschülern, er boxt, tritt und stiehlt. Der Lehrer beklagt auch, daß Adi seine ständige Aufmerksamkeit fordere, zum Beispiel flattert er dauernd mit den Pulliärmeln. Aufrichtig gibt er zu, daß er ihn gerne los hätte, denn mittlerweile lasse die gesamte Klasse in ihren Leistungen nach und er sieht darin auch Adis Verschulden. Adi selbst sei eigentlich ein Kandidat für eine höhere Schule, da er schnell lernt und intellektuell den anderen weit überlegen ist. Nach seiner Einschätzung mögen ihn die Klassenkameraden eigentlich ganz gerne. Er hat den Eindruck, daß sie ihm immer wieder verzeihen, ja ihn sogar bewundern wegen seiner Dreistigkeit den Lehrern gegenüber.

Die angespannte Schulsituation hat sich schließlich in der darauffolgenden Woche nach dem Gespräch mit dem Lehrer durch folgenden Zwischenfall weiter zugespitzt: In der großen Pause tritt Adi mit seinem Taschenmesser von hinten an eine Mitschülerin heran und setzt es ihr an den Hals, ohne daß es vorher zu irgendwelchen Konflikten mit dem Mädchen gekommen war. Später gibt er an, er hätte dies nur zum Spaß getan und entschuldigt sich bei dem Mädchen. Doch wird der Vorfall von ein paar Mitschülern beobachtet und dem Klassenlehrer gemeldet. Von einigen Eltern wird die Lokalpresse benachrichtigt und ein Artikel erscheint darüber. So wird Adi nun endgültig von der Schule verwiesen.

Der umgekehrte Normalfall: „Der Hausengel und der Gassenteufel?“

In der Beratungsstelle berichten Eltern oft, wie sie ihre Kinder zu Hause als schwierig, manchmal aggressiv oder trotzig erleben. Das Zusammenleben mit den „aufmüpfigen“ Kindern erscheint manchen Eltern geradezu unerträglich. Doch wundern sich die meisten Menschen außerhalb der Familie über deren Klagen. Die gleichen Kinder erscheinen außerhalb des gewohnten familiären Umfeldes oft wohlerzogen und gut angepaßt. Dies ist der Normalfall und ich freue mich über solche Berichte. Der unordentliche, zornige, sich auflehnende „Hausteufel“ zeigt im Grunde nur, daß er die Familie als angstfreien Raum erlebt. Hier können Verhaltensweisen erprobt werden, neue Grenzen ausgetestet, mit den Geschwistern Auseinandersetzungen geführt werden, ohne daß die Mutter oder der Bruder gleich für immer wegläuft oder man gar in das Kinderheim gesteckt wird. Außerhalb der Familie herrschen andere Spielregeln im Umgang miteinander. Hier muß man für das gleiche Verhalten eventuell mit Ausgrenzung oder mit empfindlicher Bestrafung rechnen.

Sind diese Verhältnisse umgekehrt, d.h. verhält sich ein Kind zu Hause mustergültig und ist außerhalb ein rechtes „enfant terrible“, so stimmt etwas nicht! Die ersten Kontakte mit Adis Eltern und seinen Lehrern scheinen auf eine solche Umkehrung hinzuweisen, doch sind die Verhältnisse wirklich so?

Das schwierige Kind

Zu Beginn jeder psychologischen Untersuchung wird den Eltern ein Fragebogen mitgegeben. Darin befindet sich auch eine sogenannte Symptomliste bezüglich auffälliger

Merkmale des Kindes. Es ist Adis Mutter, die mir den Fragebogen ausgefüllt zurückbringt. Beim ersten Durchsehen ist es für mich erstaunlich, daß sie trotz ihrer Beteuerung, zu Hause sei alles in Ordnung, doch eine beträchtliche Anzahl von Auffälligkeiten angekreuzt hat:

Aus ihrer Sicht ist der Junge ängstlich und sehr weichherzig: „Filme, in denen Kinder ungerecht behandelt werden, nimmt er sich sehr zu Herzen: Manchmal hat er sogar schon geweint!" Sie schildert ihn weiter als leicht beeinflußbar, leicht ablenkbar und nervös: „Es ist ein Wunder, wenn er mal eine Stunde ruhig etwas schafft!" So spricht sie auch von seiner Vergeßlichkeit und seinen Konzentrationsstörungen.

Sie erlebt ihn grundsätzlich als schwierig. Er würde sich in der Familie durch Lügen, Stehlen, Schlagen und Streiten mit dem Bruder unbeliebt machen. Aus diesem Grund kommt es häufig zu heftigem Familienstreit, da insbesondere der Vater solches nicht duldet. Daneben sei er unordentlich und faul. Die kleinsten Pflichten im Haushalt sind ihm eine Last und er würde sie meist verweigern.

Alles in allem zeichnet sie das Abbild eines sehr problematischen Kindes und ich erwarte Adi gespannt in meiner Praxis.

Vom schwierigen Säugling zum straffälligen Jugendlichen?

Aggressives Verhalten scheint nach den Forschungsergebnissen straffälligem Verhalten im Jugendalter vorauszugehen. Auch scheinen aggressive Kinder schon im frühen Kindesalter bestimmte Verhaltensauffälligkeiten zu zeigen. Die Weichen sind tragischerweise oftmals schon von der Geburt an gestellt. So hat man festgestellt, daß Mütter mit später aggressiv auffälligen Kindern diese schon von Geburt an als schwierig bezeichneten. Diese Säuglinge schrien viel, hatten ausgeprägte Trotzattacken, verweigerten Nahrung oder hatten Schlafstörungen. Mangelnde soziale Fähigkeiten wurden bereits von den Erzieherinnen im Kindergarten und später auch von den Lehrern in der Schule beklagt.

Die Leistungen eines Kindes sind jedoch stark davon beeinflußt, wie wohl es sich in einer Klasse mit seinen Mitschülern fühlt. Gibt es Probleme mit den Klassenkameraden, können Leistungsprobleme zusätzlich verstärkt werden. Ein unheilvoller Teufelskreis setzt sich in Bewegung und führt in nicht seltenen Fällen zu straffälligem Verhalten im Jugendalter, indem sich Symptome verlagern und sich gegenseitig addieren.

Glücklicherweise ist dies jedoch nicht immer so. Nicht alle „schwierigen" Kinder werden straffällig. Verstehen wir die Schwierigkeiten und Störungen rechtzeitig als Botschaft, können die Weichen erneut gestellt werden.

Die Fassade: Der coole, charmante, intelligente Junge

Adi kommt nicht gerade freudestrahlend zur Untersuchung, jedoch recht willig, irgendwie auch neugierig, was ihn da so erwartet. Er findet zunehmend Spaß daran, besonders in der Leistungssituation, wo er zeigen kann, was in ihm steckt. Trotzdem ist ein ständiger, mehr oder minder verborgener Widerstand zu spüren in Form eines unterschwelligen, aggressiven Geplänkels. Es scheint um die Rollenverteilung zu gehen, um die Frage, wer in dieser Situation steuernd das Geschehen bestimmt, und wer das Sagen hat. So reagiert Adi immer mal wieder mit Abwertungen des von mir vorgeschlagenen Vorgehens. Es scheint mir, als ob der Junge eine unsichtbare Wand um sich herum hat durch eine solche Haltung: „Was will die eigentlich von mir? Das ist doch alles nur unnützer Kram." Dennoch erzählt er bereitwillig und erweckt oberflächlich den Eindruck eines charmanten, lieben Jungen.

Auf die Frage, was er am liebsten in seinem Leben verändern würde, erklärt er:

Daß er in der Schule am liebsten alle Lehrer austauschen würde, besonders die alten, dicken, strengen und rechthaberischen. An den Eltern hat er überhaupt nichts auszusetzen. Grundsätzlich sei alles in Ordnung, mehr Taschengeld und mehr fernsehen dürfen, „das wäre nicht schlecht".

In seinen Zukunftsentwürfen hat er sich schon einen genauen Plan zurecht gelegt. Sein dringlichster Wunsch ist es, Jura zu studieren und Rechtsanwalt zu werden. Dies teilt er mir mit einem verschmitzten Lächeln mit. Nur so hätte er die Macht und die Kompetenz, „armen Schweinen" zu helfen und außerdem könnte er damit „viel Kohle" verdienen, um sich ein angenehmes Leben zu sichern.

Nur zu genau weiß er um seine intellektuelle Begabung und betont mehrfach, daß er sie nützen will. Die Intelligenztestung bestätigt schließlich, daß Adi, wie die Lehrer vermuteten, ein überdurchschnittlich bis sehr gut begabter Junge ist.

Was Adi nicht offen sagen kann

Während der Untersuchung erfinde ich mit Adi zusammen in einem wechselseitigen Dialog eine Märchengeschichte. Diese Geschichten sind für mich immer sehr aufschlußreich, denn die Szenarien, die Kinder in ihren Märchengeschichten entwerfen, sind nicht willkürlich, sondern berichten uns von ihren Kümmernissen und Nöten, aber auch von ihren Wünschen, die sie nicht, wie es bei Erwachsenen der Fall ist, deutlich in Sprache fassen können (vgl. Simon-Wundt 1997).

Hier ist Adis Geschichte, wobei die Aussagen des Jungen *kursiv* gedruckt sind:

Es war einmal ein Prinz.

Der wohnte in einem großen Schloß.

Das Schloß hatte viele Zimmer, hohe Türme und war umgeben von einem Park und einem Wald.

Außerdem hat es einen Swimmingpool.

Es war ein richtiges Luxusschloß.

Mit fünf Sternen.

Dem Prinzen ging es da sehr gut, doch eines Tages geschah etwas Unerwartetes.

Als er bei einem Fest dabei war, lernte er ein Mädchen kennen.

Das Mädchen war wunderschön, es war eine Prinzessin.

Sie sah aus wie Pamela Anderson.

Der Prinz verliebte sich sofort in sie.

Er wollte sie noch ansprechen, aber er traute sich nicht.

Denn sie war wunderschön, und er war etwas schüchtern.

Der Prinz fragte den Veranstalter, wie sie hieß.

Der Veranstalter nannte ihm Namen und Adresse.

Der Prinz schickte einen Boten hin.

Mit einem Brief und einem Strauß Blumen.

Die Prinzessin schrieb zurück.

Gespannt öffnete der Prinz ihren Antwortbrief und las.

Es stand ein Heiratsantrag drin.

Vor Freude machte er einen Luftsprung.

Am nächsten Tag heirateten sie.

Sie feierten ein großes Fest.

Doch es war nur ein Scherz.

Der Prinz war unglücklich und weinte.

Sie stand vor der Tür.

Sie wollte nur wissen, wie sehr der Prinz sie liebte.

Und wenn sie nicht gestorben sind, dann macht die Prinzessin immer noch Scherze.

Aus der Art von Adis Märchen läßt sich schließen, daß Adi sich nicht ernst genommen und nicht wirklich geliebt fühlt. Er entwirft ein Bild von Fassadenhaftigkeit und Betrug. Betrogen in einem aufrichtigen Gefühl der Liebe, in einer Situation höchster Verletzlichkeit, wie die des Verliebtseins, bleibt unser Held enttäuscht zurück. Die Geschichte besitzt keinen glücklichen Ausgang. Auch wenn der Prinz sich von seinen seelischen Verletzungen erholen und neue Beziehungen wagen sollte, so besteht doch immer die Gefahr neuer Kränkungen. Die Prinzessin oder, im übertragenen Sinne, bedeutsame andere Menschen könnten weiterhin ihre „Scherze" mit ihm treiben und ihn nicht ernst nehmen.

Die Märchengeschichte endet an einer Stelle, wo sich eine Beziehung eigentlich erst entwickeln müßte und wir erfahren nichts mehr über das weitere Schicksal des Prinzen und seiner Prinzessin. Würde man die Geschichte weiter phantasieren, so kann man sich nur unschwer vorstellen, mit wieviel Wut und Mißtrauen der Held in der Folgezeit anderen Menschen begegnet. Kann er sich überhaupt noch auf echte Beziehungen einlassen oder wird er nicht vielmehr versuchen, andere zu täuschen, sie zu betrügen, so wie er es selbst schmerzlich erfahren mußte?

Die Parallele zu Adis persönlicher Geschichte und zu seinem auffällig unsozialen, aggressiven Verhalten springt geradezu ins Auge.

Doch nicht nur bei Adi, sondern auch oft bei anderen Kindern, die ein ähnlich aggressives Verhalten an den

Tag legen, fand ich eine solche Dynamik. Aus einer tiefen Enttäuschung heraus haben sie gelernt, sich zu schützen, und zwar genau mit den Mitteln, mit denen sie selbst verletzt wurden. Ihr aggressives, bedrohendes Verhalten ist Folge einer massiven Wut auf ihre Umwelt und zugleich ein Versuch der Wiedergutmachung eigener erlittener Verletzungen. Sie haben gelernt, echte Gefühle der Zuneigung ängstlich zu unterdrücken.

In ihrem Leben hat sich ein Teufelskreis verfestigt. Ihr Bedürfnis nach Aufmerksamkeit und Zuwendung erfahren sie nur noch über ein die anderen schädigendes Verhalten. „Wie du mir, so ich dir" scheint sich als Maxime in ihrem Kopf festgesetzt zu haben.

Im speziellen Falle Adis wird das aggressive Verhalten noch dadurch verstärkt, daß er darin ja auch wirklich ernst genommen wird. Ausgehend von dem Druck des Lehrers, sind seine Eltern nun förmlich gezwungen, ihn deutlicher wahrzunehmen und den mitunter schweren Gang zu einer Beratungsstelle zu unternehmen. Tragisch für ihn jedoch ist die Tatsache, daß sowohl in der Schule als auch im Elternhaus die Konsequenz seines aggressiven Verhaltens die gleiche Dynamik aufweist. In der Schule will man in los haben, er erhält Schulausschluß, und zu Hause steht die väterliche Drohung im Raum, ihn wegzuschicken.

Adi, der Fuchs

Werfen wir noch einen Blick auf die Familie Adis, so lassen sich die bisherigen Gedanken bestätigen.

Auf die Frage, in welche Tiere er seine Familie verzaubern würde, entwirft er folgendes Bild: Seinen Bruder und seine Mutter würde er in Schweine verzaubern, seinen Vater in einen großen Hornochsen mit mächtigen

Hörnern und sich selbst in einen Fuchs. In der zeichnerischen Gestaltung stellt er sich als kleinstes Tier an die Spitze der gesamten Tierfamilie, gefolgt von dem Hornochsenvater. Die beiden Schweine bilden eine Einheit und stehen gut geschützt hinter dem Vatertier.

Diese Darstellung gibt uns tiefe Einblicke, wie Adi sich in seiner Familie erlebt und wahrnimmt. Adi befindet sich eindeutig in einer Führungsposition. Alle Familienmitglieder muß er abwerten. Der Vater als Hornochse, die Mutter und den Bruder als Schweine zeugen nicht gerade von einer wohlwollenden und annehmenden Familienatmosphäre. Adi findet sie im Grunde alle „blöde". Er ist eifersüchtig und wütend.

Bruder und Mutter werden als eng zusammengehörend erlebt. Für ihn bleibt dabei wenig Raum und Möglichkeit mütterlicher Zuwendung und geschwisterlicher Solidarität mit dem Bruder. Der Vater wird von ihm an Kraft überlegen wahrgenommen, jedoch nicht an Schläue.

Bei jedem Familiengespräch fällt mir auf, wie Adi die Führung, auch im Beisein seiner Eltern übernimmt. Er gibt mir bereitwillig Informationen und sucht nach neuen Ideen und Lösungen. Er erscheint erwachsener, vernünftiger als sein Vater, der rechthaberisch, drohend, aber auch zugleich ausgesprochen hilflos wie die Mutter wirkt. Es erscheint nicht mehr verwunderlich, daß Adi sich als Fuchs an die äußerste Position des Bildes zeichnete. Er hat die Führungs- und Repräsentationsrolle in der Familie kraft seiner Intelligenz übernommen.

Es liegt nahe, hinter Adis abwertender Darstellung seiner Familie eine enorm große Wut zu vermuten. Es ist die Wut eines Kindes, das in seinem Bedürfnis nach liebevoller Annahme zu kurz gekommen ist. Er fühlt sich in eine Rolle gedrängt, für die er zwar aufgrund seiner Veranlagungen prädestiniert ist, die ihn jedoch überfordert und ihm zugleich nicht die Möglichkeit gibt, auch seine kindlichen Bedürfnisse nach Wärme und Umsorgung zu stillen.

Es scheint, als würde man ihn nicht ernstlich wahrnehmen als das, was er wirklich ist und in dem, was er wirklich braucht. Nur in einer bestimmten Rolle wird er akzeptiert und erfährt Aufmerksamkeit.

Rollenumkehr in ausländischen Familien

Wir haben erfahren, daß Adi Ausländer ist. Wie bei ihm, so findet in vielen ausländischen Familien häufig eine Rollenumkehr statt. Aufgrund einer qualifizierteren schulischen Ausbildung und besserer Sprachkenntnisse übernehmen ausländische Kinder sehr schnell Funktionen und Aufgaben in ihrem außerfamiliären Umfeld, die eigentlich die Eltern zu leisten hätten. Sie begleiten als Dolmetscher den Gang auf die Ämter oder füllen Formulare aus. Diese Rollenumkehr steht bei Familien aus einem überwiegend patriarchalen Kulturkreis meist im Widerspruch zu der Tatsache, daß innerhalb der Familie an der traditionellen väterlichen Machtstellung festgehalten wird. Obschon eine Umverteilung des innerfamiliären Machtgefüges stattfand, halten die Väter oft notfalls mit Druck und Gewalt an ihrer Machtstellung fest. Dies schafft für die Kinder und Jugendlichen eine äußerst konflikthafte Situation, denn die innerfamiliäre und die außerfamiliäre Realität geraten in einen starken Widerspruch. Nicht zuletzt wird auch die Frage nach der eigenen Identität berührt. Wer bin ich, wer darf ich sein und wer muß ich sein?

Die gleiche Inszenierung

Besehen wir noch einmal Adis Schulsituation, so scheint er dort in einer tragischen Weise seine familiären Probleme neu zu inszenieren. „Alle Erwachsenen sind blöd", die Eltern wie die Lehrer. Rechthaberische, alte Lehrer würde er am liebsten austauschen. Diesem Bild entspricht äußerlich der Vater. Er hat Schwierigkeiten, sich in der Schule solchen Lehrern unterzuordnen, die so sind wie der Vater. Adi verlagert quasi sein familiäres Problem auf die Schule. Was er mit dem Vater und der Mutter aushandeln müßte, handelt er mit den entsprechenden Lehrern aus. Es ist im Grunde sein Glück, daß er von diesen tatsächlich ernst genommen wird und so eine Chance zu einer Veränderung der Situation bekommt.

Gleiches Stück – andere Bühne

Im Umgang mit einem schwierigen Kind sollten sich Lehrer daher fragen, ob das freche oder aufsässige Verhalten ihnen wirklich persönlich gilt. Oft rebellieren Kinder nicht wirklich gegen den Lehrer Herrn Meier oder gegen die Lehrerin Frau Müller. Sie wiederholen einen Konflikt, der seinen Ursprung in der Familie hat, mit den passenden Lehrern, wie im Falle von Adi. Das ist eigentlich sehr menschlich. Denn es ist bekannt, daß wir im Laufe unseres Lebens uns immer wieder mit den gleichen Konflikten konfrontiert sehen, letztlich auch mit der damit verbundenen Aufforderung, an einer Lösung Stück für Stück zu arbeiten.

Von der Depression zur Aggression

Doch zurück zu Adi. Der Umstand seines langjährigen Einnässens (siehe das Kapitel über das Einnässen als stilles Weinen in der Nacht) bestätigt weiterhin unsere Vermutungen, daß Adi nie wirklich von seiten seiner Bezugspersonen in seinen Bedürfnissen wahrgenommen wurde. Der erste Eindruck von den Eltern ließ vermuten, daß menschliche Begegnungen in der Familie nur schwer möglich sind. Wie kann eine Mutter mit einer undurchdringlichen Maske ein Kind in seinen Bedürfnissen wahrnehmen? Oder ein Vater, der immer weiß, wie alles zu sein hat und von vorgefertigten Vorstellungen her das Kind beurteilt? In keinem Fall kann man einem Kind gerecht werden, dessen Aufgabe es ist, das Eigene, die eigenen Lebensgesetze zu finden. Gerade in den ersten Lebensjahren sind unsere Kinder in diesem lebenslangen Prozess auf die Begleitung und Unterstützung der erwachsenen Bezugspersonen angewiesen. Sie sind angewiesen auf liebevolle Bestätigung und Annahme ihres Soseins, auch mit zuweilen dunklen und schwierigen Seiten.

Im Grunde steckt hinter Adis massiver aggressiver Auffälligkeit eine depressive Problematik, die nur jahrelang nicht erkannt wurde. Erst durch sein negatives, rebellisches Verhalten fand er Gehör.

Der spätere Berufswunsch

Interessant ist Adis Wunsch, Rechtsanwalt zu werden. Sehr häufig frage ich Kinder und Jugendliche nach ihren späteren Berufswünschen. Manche können dazu nichts sagen und manche haben schon eine genaue Vorstellung davon. Immer drückt sich in diesem Zukunftswunsch etwas von den Problemen und Bedürfnissen der Kinder aus. In Adis Wunsch, später Rechtsanwalt zu werden, wird deutlich, wie sehr er sich ungerecht behandelt fühlt. Er äußert damit das Bedürfnis, anderen zu ihrem Recht zu verhelfen. Was ihm zusteht, nämlich Nestwärme und Annahme, wird ihm verwehrt und so erscheint es ihm als eine sinnvolle Lösung, kraft seiner intellektuellen Begabung solchen unterdrückten Menschen zu helfen, die um ihre Rechte kämpfen müssen.

Die Botschaft hinter Adis Aggressionen lautet demnach: *Nur mit dem Messer in der Hand nimmt man mich ernst!* Diese Aussage gibt deutliche Hinweise auf zukünftige Hilfsmöglichkeiten.

Kompetenzen an den rechten Ort

Nach dem endgültigen Schulausschluß aufgrund der Bedrohung seiner Mitschülerin mit dem Messer muß für Adi eine neue Schule gefunden werden. An die alte Schule kann er nicht mehr zurück. Er selbst will auch auf eine höhere Schule, nicht zuletzt mit dem Ziel, Abitur zu machen, um sich ein Jurastudium offen zu halten. So tut er alles, um sich den Zugang zu einem Gymnasium zu verschaffen. Er meldet sich bei verschiedenen Schulen, läßt sich Termine für seine Eltern geben und „schleppt" sie schließlich dorthin zu den Aufnahmegesprächen.

Mit der gesamten Familie werden regelmäßige Gespräche geführt, so daß es Adi wieder mehr möglich ist, seine Rolle als Kind einnehmen zu können. Seine Führungsambitionen verwirklicht er nun als Klassensprecher in seiner neuen Klasse und zeigt sich darin sehr verantwortungsvoll. Damit ist das Ziel erreicht, seine Kompetenzen an den richtigen Ort zu bringen.

Zwei Seiten der Medaille: Selbstbehauptung und Zerstörung

Der Begriff der Aggression stammt aus dem lateinischen und bedeutet herangehen, sich nähern, angreifen, berühren. Er beschreibt also nicht eine Verhaltensweise, die ursprünglich negativ zu bewerten ist. In unserer Umgangssprache bezeichnet Aggression in erster Linie ein Verhalten, das darauf ausgerichtet ist, eine andere Person, oder ein Objekt direkt oder indirekt zu schädigen. Das schädigende Verhalten kann aber auch auf die eigene Person gerichtet sein, dann spricht man von Autoaggression.

Man unterscheidet gemeinhin zwischen
- direkten, aggressiven Verhaltensweisen wie Raufen, Schlagen, Quälen, Verletzungen und
- indirekten Aggressionsformen wie Lügen, Petzen, ständigem Opponieren, boshaftem Nörgeln, Abwertungen, Sarkasmus, Ironie, Spott, Schadenfreude und dergleichen mehr.

Aggression ist eine Kraft, die im positiven Sinn im Dienst der Selbstbehauptung steht. In negativer Form ist sie zerstörerisch. Aggressives Verhalten muß daher nicht zwangsläufig schädigend und destruktiv sein, obschon wir wissen, daß jeder Wandlung auch oftmals eine Zerstörung vorausgeht. Aggression ist eine Kraft, die auch die Chance zu einer positiven Veränderung in sich birgt.

Was kann man tun?

Hinter vielen menschlichen Verhaltensweisen findet sich aggressive Energie und die meisten von uns haben enorme Probleme im Umgang mit dieser machtvollen, dem Menschen von der Natur aus gegebenen Kraft. Dies erscheint uns nicht verwunderlich, zumal man Aggressionsverzicht bisher als eines der wichtigsten Sozialisations- und Erziehungsziele betrachtete. Viel wichtiger als die Unterdrückung von Aggression wäre es, unseren Kindern Wege aufzuzeigen, wie man Aggressionen in sinnvolle Kanäle leiten kann, wie man zerstörerische Aggression vermeiden kann. Wie kann das gehen?

Zunächst ist ganz entscheidend, wie wir als Eltern selbst mit aggressiven Impulsen, mit Wut oder Zorn umgehen oder wie wir Konflikte lösen. Unser Vorbild ist wichtiger für das Kind als alle unsere Worte. Wir erziehen nämlich nicht so sehr durch das, was wir reden, wenn unsere Vorhaltungen oder erzieherischen Maßregelungen vom erhobenen Zeigefinger begleitet werden und damit drohenden Charakter erhalten. Wir erziehen vielmehr durch unser eigenes Vorbild, durch das, was wir sind, durch unser So-Sein. Das gilt in besonderem Maße für den Umgang mit Aggressionen. Wie wir Streitgespräche führen, wie wir Konflikte lösen, wie wir uns selbst behaupten in dieser Welt und wie wir mit anderen umgehen, das sind die wirkungsvollsten Erziehungseinflüsse auf unsere Kinder.

Adis Geschichte lehrte uns, daß aggressive Kinder oft in einem gefühlsarmen Beziehungsklima groß werden. Zu wenig anerkannt und immer wieder in ihrem Selbstwert gekränkt, versuchen diese Kinder, sich in negativer Weise das zu holen, was sie existientiell brauchen, nämlich Zuwendung, Annahme und Wertschätzung. Zu große Strenge, aber auch Verwöhnung und Inkonsequenz bei den Eltern, im ungünstigsten Fall beides gemischt, bilden zusätzlich den Nährboden für Aggression und Gewalt. Es ist schwierig, für jeden Einzelfall an dieser Stelle Ratschläge zu geben. Diese müssen, wie auch die individuelle Botschaft eines störenden Verhaltens, mit den Betreffenden persönlich erarbeitet werden.

Doch kann man die wichtigsten Momente einer guten Streitkultur oder eines partnerschaftlichen Umgangs mit Kindern folgendermaßen beschreiben:

- Nimm dir Zeit und höre zu, anstatt gleich zu befehlen, zu warnen, Vorhaltungen zu machen, zu moralisieren!
- Achte auf die Gefühle deines Gegenübers, anstatt gleich gute Ratschläge zu präsentieren!
- Nimm den anderen in seinen Empfindungen und Haltungen ernst, auch wenn sie nicht den deinen entsprechen, anstatt zu urteilen, zu kritisieren, zu beschuldigen, abzuwerten und zu beschämen!
- Gib ihm Zeichen, ob du ihn verstanden hast oder ob du ihn nicht verstanden hast, anstatt zu forschen und ihn zu verhören!
- Sei hilfreich bei der Suche nach Lösungen bei kindlichen Problemen, anstatt dich zurückzuziehen oder das Kind abzulenken!
- Übertrage dem Kind bereits Vollmachten für sein Leben entsprechend seinem Alter, anstatt die elterliche Macht auszunützen und es zu unterdrücken!
- Und nicht zuletzt ein Zaubermittel: Entschärfe mit wohlwollendem Humor einen spannungsgeladenen Konflikt! Humor schafft Distanz und läßt die Beteiligten ohne Gesichtsverlust den Konflikt beilegen oder, wenn nötig, neu angehen.

Gertraud Finger

„Mutters trauriges Gesicht macht mir Angst."

Elterliche Erwartungen und kindliche Leistungsängste

Nicole, ein blasses zehnjähriges Mädchen, wird in der Psychologischen Beratungsstelle vorgestellt, weil sie in der Schule Schwierigkeiten hat. In der Grundschule gehörte sie stets zu den Klassenbesten, doch seitdem sie auf dem Gymnasium ist, versagt sie immer wieder bei Mathematikaufgaben. Erstaunlich ist, daß sie die Aufgaben zu Hause oft kann. Die Eltern befürchten, daß ihre Tochter überfordert ist, denn Nicole hat sich seit dem Besuch des Gymnasiums verändert. Sie schläft schlechter und ißt weniger und wirkt insgesamt traurig. Außerdem leidet sie neuerdings unter Migräne. Schon zweimal mußte die Lehrerin Nicole nach Hause schicken, weil ihr in der Schule übel wurde. Doch der Arzt konnte keinen Grund für ihre Kopfschmerzen feststellen. „Früher hat sie mir besser gefallen, da war sie ein richtiger Kerl," sagt der Vater „da hatte sie Schwung." Die Mutter seufzt: „Nicole tut mir so leid. Sie soll nicht so leiden und sich so schämen müssen." Einen Grund für den plötzlichen Leistungsabfall können die Eltern nicht angeben.

Nicoles Geschichte

Nicoles Entwicklung ist bisher problemlos verlaufen. Sie war ein aktives, fröhliches Kind, das viele Fragen stellte und sich für alles interessierte. Stolz erzählen die Eltern, was Nicole als Kind alles angestellt hat. Schon als Dreijährige ging sie allein in den kleinen Laden in der Nachbarschaft zum Einkaufen. Den Auftrag der Mutter, „ein Pfund Pflaumen" zu kaufen, erweiterte sie von sich aus in „ein Pfund Pflaumen und ein Pfund Schokolade".

Als Grundschulkind war sie bei den Klassenkameradinnen sehr beliebt. Sie hatte viele Freundinnen, die sie gerne besuchten, um mit ihr zu spielen. „Das lag aber auch an dir," sagt der Vater und blickt stolz zu seiner Frau herüber.

Die Mutter ist von Beruf Erzieherin und berichtet, daß sie für Nicole und ihre Freundinnen immer interessantes Spiel- und Bastelmaterial bereit hielt und viele Spielideen hatte. Glücklich berichtet sie vom selbstgebauten Baumhaus, von Lesenächten und der Verkleidungskiste, aus der Nicole und ihre Freundinnen sich bedienen konnten, wenn sie Theaterstücke aufführen wollten. Beide Eltern lachen, als sie sich erinnern, wie Nicole sich als Clown verkleidete mit der zerrissenen Hose und dem Nachttopf auf dem Kopf. „Ach, ich habe so gerne gespielt," seufzt die Mutter.

Ich sage daraufhin, daß sie alles in der Vergangenheit erzählt und frage sie, ob sie heute nicht mehr spielt. „Dazu haben wir heute keine Zeit mehr," antwortet die Mutter und schluckt. Seit Nicole das Gymnasium besucht, ist die Mutter nur noch für die Schule da. „Ich lerne und übe mit ihr, kontrolliere die Hausaufgaben und tröste Nicole, wenn sie wieder eine schlechte Arbeit geschrieben hat." Nun kann sie die Tränen nicht mehr zurückhalten.

Ihr Mann reicht ihr liebevoll ein Taschentuch. Ich frage die Mutter, warum ihr Nicoles Schulschwierigkeiten so nahe gehen. „Mir ging es genau so. Ich mußte das Gymnasium verlassen. Nicole soll nicht dasselbe erleben wie ich und sich so schämen müssen."

Mutters Geschichte

Nicoles Mutter kommt aus einer angesehenen Handwerkerfamilie. Ihre Eltern besaßen einen großen Betrieb, den ihr Bruder geerbt hat. Nicoles Mutter stand immer im Schatten ihres Bruders. Er war der bessere Schüler, er war Mutters Liebling, und er war der Sohn. Er wurde, wie die Eltern es wünschten, zu einem guten Manager und vergrößerte den Betrieb so sehr, daß er heute rund hundert Angestellte hat. Nicoles Mutter schaffte die Schule nicht so leicht wie ihr Bruder. In Mathematik war er stets der Klassenbeste und erhielt von seinem Lehrer zusätzliche knifflige Aufgaben, während die Mutter auch mit leichten Aufgaben ihre Schwierigkeiten hatte. Sie mußte das Gymnasium verlassen und wurde später Erzieherin. In ihrem Beruf war sie glücklich und galt als besonders geduldig und geschickt im Umgang mit schwierigen Kindern.

Obwohl sie beruflich sehr erfolgreich war, fühlt sie sich auch heute noch dem Bruder gegenüber minderwertig. „Im Beruf und zu Hause fühle ich mich gut und weiß auch, daß ich etwas leiste, doch sobald ich mit meinem Bruder zusammen bin, fühle ich mich klein." Der Bruder fährt einen Mercedes, sie einen Golf. Er macht Urlaub in der Karibik, sie im Schwarzwald. Der Bruder verkehrt mit Leuten, deren Namen sie nur aus der Zeitung kennt. Doch die Mutter hat einen Vorteil gegenüber ihrem Bruder: Sie hat ein Kind. Ihr Bruder heiratete nicht und hat keine Kinder.

Der Start ins Gymnasium war für Nicole nicht einfach. Sie wurde von einigen Freundinnen getrennt, und sie kam in eine leistungsstarke Klasse, in der sie sich erst zurechtfinden mußte. Sie gehörte nicht mehr automatisch zu den Klassenbesten. Diese Tatsache rührte an Mutters geheime Ängste. Sollte Nicole dasselbe Schicksal erleiden wie sie und das Gymnasium nicht schaffen? Sollte sie etwa auch in Mathematik versagen? Die Mutter will alles tun, um dies zu verhindern. Gemeinsame Übungen setzen ein, doch sie sind nicht mehr so entspannt und glücklich wie die Spiele der Grundschulzeit. Die Mutter fühlt sich nicht mehr sicher. Sie muß Nicole nun in einem Bereich fördern, in dem sie selbst versagt hat. Plötzlich sind ihre alten Ängste wieder da.

Hinzu kommt, daß mit dem Eintritt ins Gymnasium der Bruder der Familie eröffnete, daß Nicole später den Betrieb erben soll. Das erfüllt die Mutter mit Stolz und mit Genugtuung. Im alten Konkurrenzkampf zwischen den Geschwistern scheint die Mutter einen späten Sieg davonzutragen. Sie möchte ihrem Bruder und sich selbst beweisen, daß Nicole es schaffen kann und zweifelt doch insgeheim, ob sie es wirklich schaffen wird. Auch der Vater, der sich bisher aus schulischen Dingen herausgehalten hat, schaut nun genauer hin. Er übt zwar nicht mit Nicole, aber er kontrolliert, ob sie ihre Schultasche ordentlich gepackt hat. Die Schule wird plötzlich sehr wichtig genommen. Täglich wird Nicole mittags von der Mutter und abends vom Vater ausgefragt, wie es in der Schule war. Die Mutter achtet darauf, daß sie früh ins Bett geht und gesund ernährt wird. Nicole bekommt Aufbaupräparate zur Förderung der Konzentrationsfähigkeit.

Auch die Beziehungen in der Familie haben sich verändert. Aus der Mutter, die bisher Nicoles beste Freundin und Spielkameradin war, ist eine ungeduldige und strenge

Lehrerin geworden. Der Vater wird zum Aufpasser und teilt ihr damit mit, daß er nicht mehr sicher ist, ob sie alleine an alles denkt. Nicole selbst ist durch die neue Schulsituation und die Trennung von ihren Freundinnen verunsichert. Sie muß sich erst zurechtfinden. Gleichzeitig verliert sie das Vertrauen der Eltern, daß sie es schaffen kann. Die Eltern haben Nicole von der großen Aufgabe, die auf sie wartet, noch nichts gesagt. Doch Kinder spüren mehr, als sie wissen. Nicole spürt die erhöhte Aufmerksamkeit der Eltern ihren Schulleistungen gegenüber und merkt, daß von ihr etwas Besonderes erwartet wird. Sie spürt aber auch die geheimen Zweifel der Eltern.

Psychologische Untersuchung

Während der psychologischen Untersuchung wirkt Nicole verschüchtert und ängstlich. Sie spricht ganz leise und vorsichtig, so als wollte sie alles, was sie sagt, sofort wieder zurücknehmen. Mit gefalteten Händen sitzt sie auf dem Stuhlrand und guckt sich ängstlich um. Ständig sucht sie nach Bestätigung. Auch wenn sie eine Aufgabe gelöst hat, ist sie nicht sicher, ob es stimmt, sondern schaut ängstlich herüber und wartet, was ich sage. Erst wenn sie gelobt wird, kann sie sich entspannen. Bei schwierigen Aufgaben wird sie unruhig, hampelt hin und her, geht mit den Händen durch die Haare oder zieht an ihren Kleidern. Sie beißt die Lippen zusammen und wird blaß.

Trotz dieser so offensichtlichen Anspannung bringt Nicole bei der Prüfung ihrer intellektuellen Fähigkeiten überdurchschnittliche Ergebnisse. Sie zeigt besonders gute Leistungen im Bereich des logischen Denkvermögens und müßte von ihrer Begabung her gerade in Mathematik gut sein. Ihr Versagen in diesem Fach kann also nicht durch einen Begabungsmangel erklärt werden.

Schwere Aufgaben schafft sie gut, und bei anderen, viel leichteren Aufgaben versagt sie plötzlich. Ihre Leistung hängt also nicht von der Schwierigkeit einer Aufgabe, sondern von der Situation ab. In einem Konzentrationstest, der ihr als Spiel angeboten wird, bringt sie überdurchschnittliche Leistungen. Bei einem anderen Konzentrationstest soll sie unter Zeitdruck arbeiten und schon versagt sie.

Nicoles gesamtes Denken scheint um die Schule und die dort geforderten Leistungen zu kreisen. Als sie vorgegebene Satzanfänge beenden soll, beziehen sich ein Drittel ihrer Antworten auf die Schule. Sie spricht von schlechten Zensuren, Angst vor Klassenarbeiten und dem Wunsch, ihre Mutter mit einer guten Note zu erfreuen. In einigen Sätzen spricht sie auch von der Angst, krank zu werden. Wird sie gefragt, was sie sich von einem Zauberer wünscht, so möchte sie keine Klassenarbeiten mehr schreiben, nur noch gute Noten haben und eine Babypuppe bekommen. Im Gespräch in einer Pause, während wir gemeinsam Saft trinken und Plätzchen essen, gibt sie zu, daß sie vor einer Arbeit aufgeregt ist. Sie schläft schlecht und kann morgens nichts essen. Wenn die Hefte ausgeteilt werden, bekommt sie Herzklopfen, und manchmal glaubt sie, „keine Luft mehr zu kriegen". Ihr wird dann ganz komisch, „als ob alles vor ihren Augen wegschwimmt".

Für eine schlechte Arbeit bekommt sie keine Schläge und wird auch nicht ausgeschimpft, aber die Mutter macht immer so ein trauriges Gesicht und manchmal weint sie sogar. Davor hat Nicole am meisten Angst. Der Vater sagt nichts, sondern geht in seinen Garten und kommt erst spät zurück.

Gründe für Nicoles Angst

Ein durch den Schulwechsel hervorgerufenes, eher zufälliges Versagen führt zu einer Überreaktion der Eltern, weil es an das Schulversagen der Mutter erinnert. Die Schule wird plötzlich so wichtig genommen, daß Nicole nicht mehr gelassen sein kann und sich bei jeder neuen Leistungsanforderung verkrampft. Die Angst der Mutter vor einem Leistungsversagen hat von Nicole Besitz ergriffen. Angst ist ansteckend, und so geschieht es, daß Nicole ihre vorhandenen guten Begabungen nicht mehr in entsprechende Leistungen umsetzen kann. Um Nicoles Ängste zu erklären, stelle ich mir die folgenden Fragen.

Warum versagt Nicole trotz guter Begabung bei Klassenarbeiten?

Wenn von einer guten Arbeit sehr viel abhängt, verkrampfen sich Kinder oft bei Leistungsanforderungen. Dies verhindert eine nüchterne und sachliche Einstellung zur Aufgabe. Sie können sich der Aufgabe gar nicht in Ruhe zuwenden, weil sie immer wieder daran zweifeln, ob sie es wohl schaffen. Ihre Leistungsfähigkeit wird blockiert.

Warum haben manche Kinder Leistungsängste, obwohl die Eltern sie nicht schlagen und nicht schimpfen?

Leistungsängstliche Kinder haben oft Eltern, denen Leistungen sehr wichtig sind. Vielfach hatten sie selbst als Kinder Leistungs- und Versagensängste. Diese werden dann als Leistungsanforderungen an die eigenen Kinder weitergegeben. Die Kinder sollen besser sein als die Eltern. Dies ist der geheime oder auch offen erklärte Wunsch der Eltern, und sie setzen sich dafür mit ganzer Kraft ein. Gelingt dem Kind eine gute Arbeit, strahlt die Mutter es an. Dann sind beide glücklich. Deshalb hängt so viel von einer Arbeit ab und eine schlechte Note kann so viel zerstören. Auch Nicole leidet nicht so sehr unter den schlechten Noten, sondern unter deren Folgen, nämlich unter Mutters traurigem Gesicht. Leistungsängstliche Kinder haben meistens eine gute Beziehung zu ihren Eltern. Sie haben deren Wertmaßstäbe übernommen und möchten gute Leistungen bringen, um die Eltern zu erfreuen. Sie möchten sie auf keinen Fall traurig machen. Deshalb *müssen* sie gute Leistungen bringen und dieses selbstgesetzte „*MUSS*" bewirkt, daß ihre Leistungen schlecht werden.

Warum hat Nicole gerade in Mathematik Probleme?

Nicole versagt bei Mathematik-Aufgaben, weil sie in diesem Fach eine doppelte Botschaft ihrer Mutter spürt. Als zukünftige Erbin der Firma, so glaubt die Mutter, müßte Nicole in Mathematik besonders gut sein. Als Tochter der Mutter, der sie so gleicht, wird sie wohl auch in Mathematik Schwierigkeiten bekommen. Auch die Ängste der Mutter vor diesem Fach nimmt Nicole bei den gemeinsamen Übungen auf, denn Ängste sind ansteckend. Nicole sieht sich mit den Augen der Mutter und empfängt deren sich widersprechende Botschaften.

Warum kann Angst Leistungen blockieren?

Leistungen werden blockiert, wenn Gedanken und Gefühle, die eigentlich der Aufgabe gelten sollen, auf andere Bereiche gelenkt werden. Bei prüfungs-ängstlichen Menschen kreisen die Gedanken mehr um die eigene Person als um die Aufgabe.

„Ich kann es ja doch nicht." Die Aufgabe gilt schon als mißlungen, bevor sie überhaupt begonnen wird. Der Mut, es doch einfach mal zu probieren, wird erst gar nicht aufgebracht.

„Diesmal schaffe ich es!" Manche Kinder sprechen sich diesen Satz immer wieder wie eine magische Beschwörungsformel vor und können sich deshalb nicht auf die Aufgabe konzentrieren.

„Da wird Mutter aber staunen!" Das Kind erträumt sich eine besondere Leistung als Schutz vor dem möglichen Versagen. Gedanken und Gefühle des Kindes sind bei diesem Traum. Da bleibt wenig Kraft für die Aufgabe.

„Hoffentlich werde ich nicht krank!" Körperliche Symptome der Angst wie Herzklopfen, Schweißausbruch oder Atemnot nehmen das Kind gefangen. Energie und Aufmerksamkeit werden so von der Aufgabe weggezogen.

Im Teufelskreis der Leistungsangst

Hohe Erwartungen an sich selbst mit dem gleichzeitigen Gefühl, die Leistungen nicht bringen zu können, führen zu Anspannungen und Ängsten. Dadurch wird die Leistungsfähigkeit blockiert, was die tatsächliche Leistung mindert. Das schlechte Ergebnis gilt dann als Beweis dafür, daß das Kind den Anforderungen nicht gewachsen ist. Es reagiert mit noch mehr Angst und Anspannung bei jeder neuen Leistungsanforderung. Man kann dieses Geschehen so zusammenfassen:

- Weil ich mir nichts zutraue … kann ich auch nichts leisten.
- Weil ich nichts leiste … traue ich mir noch weniger zu.

Wenn Angst als Krankheit erlebt wird

Bei Nicole zeigen sich erste körperliche Symptome, zum Beispiel ihre Migräneanfälle. Andere Kinder erleben die körperlichen Begleiterscheinungen der Angst so intensiv, daß sie glauben, schwer krank zu sein. Sie befürchten, ohnmächtig zu werden oder einen Herzanfall zu bekommen. Angespannt horchen sie in sich hinein und verstärken damit ihre körperlichen Symptome. Der Puls beschleunigt sich, wenn jemand ständig darauf achtet. Ein Horchen auf den eigenen Atem läßt diesen aus dem Rhythmus kommen. Auch die Eltern schließen bei Kindern leicht auf Krankheit und schicken sie zum Arzt. Viele Angstanfälle werden als Krankheiten erlebt und auch als solche behandelt. Man hat festgestellt, daß erwachsene Angstpatienten durchschnittlich 7 bis 10 Jahre von Arzt zu Arzt irren, bevor die Diagnose „Angststörung" gestellt wird (Bröhm 1997, S. 15)

Angst als Krankheit zu sehen ist verlockend. Das Kind muß sich nicht schämen, sondern wird liebevoll behandelt und besorgt beobachtet. Auch für die Eltern ist diese Deutung entlastend. Niemand ist für die Krankheit verantwortlich. Die Frage nach einer Schuld oder nach notwendigen Veränderungen wird nicht gestellt. Die Lösung des Problems wird nach außen verlagert und einem Experten übergeben, in diesem Falle einem Arzt.

Kann Leistungsangst sinnvoll sein?

Nicoles Ängste beeinträchtigen ihre Schulleistungen und sind schädlich. Alle leiden darunter. Und dennoch sind ihre Ängste wichtig und „sinnvoll". Denn Nicole wehrt sich unbewußt dagegen, in die Ängste ihrer Mutter hineingezogen zu werden. Durch Nicoles Leistungsangst passiert gerade das, was die Mutter am meisten fürchtet. Nicole versagt in der Schule. Und dieses Versagen läßt die Familie nach Hilfe suchen.

Die Hilfe sollte darin bestehen, daß die Mutter ihre eigenen Probleme bearbeitet und sie nicht an ihre Tochter weitergibt. Nicoles Angst mit ihren Begleiterscheinungen bildet ein Signal dafür, daß sich etwas ändern muß. Doch wir alle scheuen Veränderungen, weil wir ihren Ausgang nicht kennen. Veränderungen sind stets ein Risiko. Wenn wir am „Altbewährten" festhalten, fühlen wir uns sicher, selbst wenn es manchmal unangenehm ist. Claudia Mandorf (1995) hat selbst unter Angstanfällen gelitten und weiß, wie schwer Veränderungen sind. Sie schreibt: „Deshalb *muß* unsere Angst so schlimm, so ausweglos erscheinen, denn sonst würde sie ihre Wirkung als Warnung verlieren. Ließe sich ein Angstzustand nach Belieben abstellen, würden wir ihn kaum wahrnehmen und uns nicht darum kümmern." (S.42)

Hilfen für Nicole

Nicole konnte geholfen werden. Die guten Testergebnisse und die Information über Nicoles gutes Denkvermögen beruhigten die Eltern etwas. Sie konnten der Schule gelassener begegnen und das Vertrauen in ihr Kind zurückgewinnen. Auch mit Nicole habe ich gesprochen. Sie war stolz auf ihre Fähigkeiten und traute sich dadurch mehr zu. Die Lehrerin half Nicole bei der Eingliederung in die neue Klasse. Nicole fand neue Freundinnen und verbesserte sich im Leistungsbereich. Diese Erfolge gaben ihr selbst und den Eltern wieder Mut. Die zusätzlichen Übungen mit der Mutter und Kontrollen durch den Vater fanden nicht mehr statt.

Um Nicole von ihren Ängsten und Verunsicherungen

zu befreien, muß die Mutter ihre eigenen Ängste überwinden und ihre Probleme selbst lösen. „Denn ungelöste Probleme und Konflikte von Eltern wirken wie ein Sog, in den die Kinder hineingezogen werden."(Finger, 1998, S. 10) Die Mutter erhielt die Möglichkeit, im Gespräch ihre alten Kränkungen zu verarbeiten. Außerdem kehrte sie stundenweise in ihren alten Beruf zurück. Dort war sie wieder ausgefüllt und zufrieden. Dadurch rückten Nicoles Schulleistungen aus dem Zentrum der Aufmerksamkeit der gesamten Familie.

Die gute und die schlechte Prüfungsangst

Die „gute" Prüfungsangst zeigt, daß etwas nicht in Ordnung ist, was aber verändert werden kann. Ist jemand schlecht vorbereitet, weil er zu wenig gelernt hat, oder unkonzentriert, weil er die Nacht vorher durchgefeiert hat, so ist seine Prüfungsangst berechtigt. Gute Prüfungsangst oder Lampenfieber können den Menschen weiterbringen, weil er sich etwas abverlangt, was er sonst nicht täte, zum Beispiel sich besser vorzubereiten oder Arbeitstechniken zu entwickeln.

„Schlechte" Prüfungsangst dagegen blockiert vorhandene Fähigkeiten. Sie ergreift von dem Prüfling so sehr Besitz, daß er keine Kontrolle mehr über die Situation hat. Er ist seiner Angst hilflos ausgeliefert. Der Unterschied zwischen den beiden Formen von Prüfungsangst wird in dem folgenden Satz deutlich: *„Es ist nicht schlimm, wenn du Angst hast, aber es ist schlimm, wenn die Angst dich hat."*

Traudel Simon

„Ich will von diesem ganzen Dreck nichts mehr wissen!"

Der Froschkönig und die kindliche Depression

Die Mutter des neunjährigen Vincent kommt in eine Kinderarztpraxis, um sich ein Medikament abzuholen, da ihr Junge mit einer fieberhaften Grippe zu Bett liegt. Nebenbei erzählt sie der Ärztin, daß sie sich unsicher sei über die seelische Verfassung ihres Jungen. Anlaß ihrer Sorge ist, daß er sich in der letzten Zeit sehr zurückgezogen habe. Er würde sich in sein Zimmer einschließen und Musik hören. Sie ist äußerst beunruhigt über dieses Verhalten, zumal sie nicht genau ausmachen kann, was er in dieser Zeit allein in seinem Zimmer tut. Vincent zeigt sich seit geraumer Zeit ihr gegenüber sehr verschlossen und läßt sich auf kein Gespräch ein. Überdies, so berichtet sie weiter, gibt es einen dramatischen Vorfall in der Familie, über den sie gerne sprechen würde. Sie vermutet, daß dieser den Jungen, obwohl schon einige Jahre zurückliegend, noch sehr belastet. Die psychologisch geschulte Ärztin ahnt das Ausmaß der Probleme und verweist die Mutter auf einen gesondert vereinbarten Termin in meiner Praxis.

Ein großes Unglück

Schon eine halbe Stunde vor dem vereinbarten Termin sitzt Vincent zusammen mit seiner Mutter in meinem Wartezimmer. Im Gespräch erzählt mir dann die Mutter unter vielen Tränen, daß Vincents ältere Schwester vor zwei Jahren zusammen mit dem damaligen Lebensgefährten der Mutter bei einem Unfall in den Bergen tödlich verunglückt sei. Beide seien bei einer Wanderung auf mysteriöse Weise von einem Bergkamm abgestürzt und in eine tiefe Schlucht gefallen. Ihre Leichen wurden dann nach einigen Tagen gefunden. Über den Zustand der Toten berichtet sie haarklein in allen Einzelheiten. Es sprudelt sehr schnell aus ihr heraus, wie viele Partnerschaftsprobleme sie schon vorher mit ihrem Lebensgefährten gehabt hatte. Auch hierüber will sie sich im Detail mitteilen. Ich verweise schließlich bei diesen Schilderungen auf die Gegenwart von Vincent und bitte die Mutter, genau abzuwägen, ob dies für die Ohren des Kindes gut sei oder man ihn nicht besser ins Wartezimmer zurück schicken sollte. Sie reagiert mit der Äußerung, daß Vincent „so und so über alles Bescheid weiß", sie habe keine Geheimnisse vor ihm.

Der Junge sitzt dabei und rührt sich kaum. In seiner Mimik ist etwas Unbewegliches, sein Blick scheint ins Leere zu starren. Auf meine Bitte verläßt er ohne Widerrede den Raum. Die Mutter erzählt weiter und was ich höre, läßt in mir den Verdacht aufkommen, daß sich der Junge in einer tiefen, depressiven Krise befindet.

Alarmzeichen für eine depressive Verstimmung

- Rückzug, Lust- und Antriebslosigkeit, fehlende Freude am Leben
- bei kleineren Kindern Spielhemmung

- anhaltende Traurigkeit, grundloses Weinen, unglückliche Stimmung
- Ängstlichkeit; Zukunftsängste, Grübeleien
- Selbstbeschuldigungen, geringes Selbstwertgefühl
- Schlafstörungen, veränderte Eßgewohnheiten, psychosomatische Beschwerden
- ausgeprägte Aggressivität, überspielende Überaktivität
- Leistungsknick in der Schule

Verluste und Brüche

Vincents Mutter kam vor einigen Jahren mit ihren zwei Kindern nach Deutschland, nachdem sie sich von ihrem damaligen Mann, dem Vater der Kinder, hatte scheiden lassen. Sie wollte vollständig mit ihrer Vergangenheit brechen und eine neue Existenz aufbauen. Schnell fand sie Arbeit und lebte zunächst mit den beiden Kindern allein. Dann lernte sie einen Landsmann kennen, mit dem sie rasch in eine gemeinsame Wohnung zog. Doch es stellte sich sehr bald heraus, wie schwierig sich das gemeinsame Zusammenleben gestaltete. So gab es oft Streit, laute, gewalttätige Auseinandersetzungen, die häufig auch in sexueller Gewalt gegenüber der Mutter mündeten. Auf die Kinder wurde dabei keine Rücksicht genommen. Sie nahmen an diesen schrecklichen Szenen oft unmittelbar teil. Den direkten Nachbarn blieb es nicht verborgen, welche dramatischen Ereignisse sich in der Familie mitunter abspielten. Sie distanzierten sich rasch und wollten mit der Familie nichts mehr zu tun haben. Schnell sprach es sich zudem im ganzen Ort herum.

Die Mutter sehnte sich zunehmend nach Ruhe und entwickelte den geheimen Wunsch, ihren neuen Freund wieder los zu werden. Sein Vorschlag, eine Reise in die Berge zu machen, kam ihr zu dem damaligen Zeitpunkt gerade recht. Sie wollte die Zeit nützen, eine neue Wohnung zu suchen, um den Freund dann vor die vollendeten Tatsachen einer Trennung zu stellen. Gerne ließ sie auch die ältere Tochter mitreisen, da sie sich so mehr Zeit für ihr Vorhaben erhoffte. Wie schon bekannt, kam es zu dem tödlichen Unglück und die Mutter beschloß daraufhin, erneut in eine andere Stadt zu ziehen, wieder mit dem Vorsatz, ein neues Leben zu beginnen. Doch plagten sie vermehrt Schuldgefühle der verstorbenen Tochter gegenüber, daß sie sie aus Eigennutz habe mitreisen lassen. Vincent betreffend entwickelte sie starke Ängste. Sie ließ ihn kaum mehr selbständig aus dem Haus, überwachte und kontrollierte ihn aus der Angst heraus, auch ihn verlieren zu können. So begleitete sie ihn morgens in die Schule oder verbot ihm, mit Klassenkameraden im Sommer allein in das nahe gelegene Schwimmbad zu radeln. Zunehmend fiel sie in eine tiefe Depression und suchte schließlich psychotherapeutische Hilfe auf.

Leistungsbereit und angepaßt

Vincents Lehrer sind begeistert von ihm. Er erscheint ihnen sehr begabt, fleißig und schnell in seiner Auffassungsgabe. Immer schon hatte er Freunde und ist anerkannt in der Klasse. Einfühlsame Lehrer versuchten immer wieder, seinen anderen kulturellen Hintergrund in der Klasse zu würdigen, was Vincent jedoch nie recht war, sodaß er geradezu seine Herkunftskultur ablehnte.

Auch bei der psychologischen Untersuchung ist Vincent sehr zugewandt und freundlich. Auffallend ist seine hohe Leistungsmotivation und seine äußerst konzentrierte Arbeitshaltung. Bereitwillig läßt er sich mit mir auf ein Gespräch ein. So erzählt er, daß er gerne Fußballstar werden möchte und zwar in der deutschen Mannschaft.

Von seinem Herkunftsland halte er nicht viel, er wolle ein richtiger Deutscher werden. Als die Rede auf den Tod der Schwester kommt, wird er sehr verschlossen und gibt deutlich zu verstehen, daß er darauf nicht angesprochen werden möchte. Er sagt: „Ich denke nicht mehr daran!"

Die Geschichte eines Froschkönigkindes

Vincent erzählt mit mir in einem wechselseitigen Dialog eine Märchengeschichte. Es ist seine Geschichte. Die Aussagen des Jungen sind *kursiv* gedruckt.

Es war einmal ein Prinz.
Der wurde in einen Frosch verwandelt.
So hüpfte er herum und quakte.
Sein Lieblingsplatz war ein Brunnen.
Da tauchte er gerne hinein.
Das Wasser war dreckig und er wurde auch schmutzig.
Das Wasser war so dreckig, daß er gar nicht auf den Grund sehen konnte.
Er musste schnell wieder hoch schwimmen.
Als er oben war, sah er, wie schmutzig er war.
Ende.
Die Geschichte geht nicht weiter?
Er wollte in einen sauberen See und Fluß.
Also machte er sich auf den Weg.
Er fand auch einen.
Das Wasser war glasklar und schimmerte in der Sonne.
Im Wasser waren auch andere Frösche drin.
Die tummelten sich im glasklaren Wasser.
Sie erschraken sich, wo der neue Frosch kam.
Denn sie kannten ihn nicht, er war ja auch so schmutzig.
Weiter weiß ich nicht mehr, ob guter Ausgang oder nicht.

Froschkönigkinder sind depressive Kinder

Vincent greift in seinem Märchen auf das Froschkönigmotiv zurück. Das Bild des in einen Frosch verzauberten Prinzen oder Prinzessin wird von Kindern in den gemeinsam erzählten Märchengeschichten häufig verwendet. Solche Kinder, die dieses Motiv aufgreifen, nenne ich Froschkönigkinder und sie sind auffallend häufig depressiv. Wie läßt sich das erklären? Ist die augenscheinlich häufige Wahl des Froschkönigmotivs bei depressiven Kindern zufällig, oder bietet uns die Symbolik dieses Märchens etwas für das Verständnis depressiver Kinder an? Ich gehe davon aus, daß es nicht zufällig ist, zu welchen Symbolen und Bildern Kinder greifen, um ihre innere Situation zu beschreiben. Zum besseren Verständnis von Vincents Geschichte sei daher vorab das Motiv der „Froschexistenz" anhand des Ursprungsmärchen in seiner psychologischen Aussage unter die Lupe genommen.

Der Froschkönig und die kindliche Depression

Aus dem allbekannten Grimmschen Märchen wissen wir, daß es eine Hexe war, die den Prinzen in einen nicht menschlichen Zustand, in eine Froschgestalt verzauberte. Die Hexe steht in den Märchen immer für negativ erlebte Aspekte des Weiblich-Mütterlichen: Für das Dominieren, Verzaubern, Festhalten, und Verschlingen. Offensichtlich ist die Entwicklung eines Froschkönigkindes verhindert oder zumindest erschwert durch eine erzieherische Haltung der Mutter, die das Kind in seiner eigenen Lebensgestaltung einschränkt. Die Verwirklichung eigener Lebensgesetze scheint blockiert zu sein durch eigene Probleme der Mutter. Bleiben wir weiter im Ursprungsmärchen und betrachten die Art, wie der Froschkönig die Beziehung zur Prinzessin gestaltet, so gibt uns das Hinweise darauf, wie mit einem Froschkönigkind umgegangen wird.

Kinder verinnerlichen im Laufe ihrer Entwicklung ganz bestimmte Muster des Umgangs, sie schauen sie sich von den wichtigsten Bezugspersonen ab und machen sie sich zu eigen. Solche Beziehungsmuster prägen dann ihr späteres Verhalten anderen Mitmenschen gegenüber und sind oft sehr widerstandsfähig gegenüber neuen Erfahrungen.

Im Märchen vom Froschkönig zeigt sich dieser sehr einfühlsam und hilfsbereit. Der Frosch nimmt sich der Nöte der Königstochter an, knüpft daran jedoch eine Bedingung. Er will sich Freundschaft und Liebe damit erkaufen. In seiner Hilfsbereitschaft steckt die Forderung, dafür auch mit sofortiger Zuwendung belohnt zu werden. Zuwendung und Anerkennung sucht er über Leistung. Nur unter der Bedingung, daß er der Prinzessin sehr nahe kommen darf, holt er ihr die goldene Kugel, ihr Lieblingsspielzeug, aus dem Brunnen. Er drängt sich ihr geradezu auf und gewährt ihr keinen Spielraum für eine langsame Entwicklung einer freundschaftlichen Beziehung. Auch zwingt er ihr seine Bedürfnisse komplett auf. So erzählt das Märchen, daß der Frosch, als er sich satt gegessen hatte und müde war, sagte: „Nun trag mich in dein Kämmerlein und mach dein seiden Bettlein zurecht, da wollen *wir* uns schlafen legen“ (Im Sinne von: „*Ich* bin müde, laßt *uns* schlafen gehen“). Wir können vermuten, daß dies genau den Umgang der Mutter mit einem Froschkönigkind spiegelt: Liebe, die an Bedingungen geknüpft ist; Liebe, die nicht geschenkt wird, sondern hinter der eine eigene, tiefe Bedürftigkeit steckt. Das Froschkönigkind hat gelernt, einfühlsam und hilfsbereit zu sein, denn abgrenzende, aggressive Impulse wurden wahrscheinlich mit Liebesentzug, Schuldzuschreibungen und Strafen belegt. So konnte es seinen inneren Adel nie entdecken, da seine Entwicklung im Dienste der mütterlichen Bedürftigkeit stand.

Liebe und Anerkennung wird meist zudem über Leistung gesucht. In diesem Bereich kann ein Froschkönigkind, so es die intellektuellen Voraussetzungen hat, sein Selbstwertgefühl wieder herstellen. Nur ist dieses Gefühl sehr anfällig. Es steht und fällt mit der Bestätigung von außen und muß immer wieder neu errungen werden.

Im Froschkönigmotiv steckt das Thema depressiver Kinder: Sie haben sich angepaßt auf Kosten der eigenen Persönlichkeitsentwicklung. Ihre Ich-Entwicklung ist gestört. Es sind meist liebe, angepaßte Kinder, die ihren Eltern das Gefühl vermitteln, gute Eltern zu sein, nicht versagt zu haben. In der Psychoanalyse spricht man davon, daß diese Kinder ein falsches Selbst entwickelt haben. Sie leben nach einem einseitigen Bild, das die Eltern sich von ihnen machen. Dabei wird meist das Häßliche, Minderwertige und Aggressive abgespalten. Ihr Leitsatz heißt: Ich werde nur geliebt, wenn ich lieb bin.

Die „verdreckte“ Lebenswelt einer Familienschuld

Vincent erzählt uns in seiner Geschichte jedoch noch sehr viel mehr über sich, als es nur über die psychologische Deutung des Froschkönigmärchens zu erschließen wäre. Vincents Froschkönig lebt in schmutzigem Wasser. Die Lebenswelt, an die er existentiell gebunden ist, hat einen Makel. Sein Frosch wird dadurch selbst beschmutzt, ohne im geringsten Verursacher des ganzen Drecks zu sein. Gehen wir davon aus, daß Vincent sich mit dem Frosch in der Geschichte identifiziert, so fühlt er sich beschmutzt und befleckt durch die tragischen und häßlichen Ereignisse in seiner Familie. Seine Bezugswelt ist die Welt seiner Familie, zumal er durch häufige Umzüge in ihr das einzig Konstante in seinem bisherigen Leben erfahren hat. Er ist abhängig von einem Schicksal, das er bewußt nicht gewählt hat. Er hat es sich nicht ausgesucht. Kinder werden in ein bestimmtes Familienschicksal „hineingeboren" und müssen es mit ihren Eltern und Geschwistern teilen. Auch Vincent hat keine Wahl. Er muß das Schicksal seiner Familie mittragen. Tragisch ist, daß er sich so wenig schützen kann, zumal ihn die Mutter ständig damit konfrontiert, indem sie ihn zwingt, immer wieder ihrer Geschichte in allen Einzelheiten zuzuhören.

Verstärkend oder gar auslösend für Vincents depressive Verstimmtheit war die Reaktion der Mutter auf den Tod der Schwester. Sie erlebt den Verlust der Tochter als selbst verschuldet. Doch auch Vincent muß in ihren Schuldkomplex verstrickt werden, da sie unfähig ist, diesen alleine zu tragen. Sie sucht im ständigen „Mitteilen" eigene Entlastung. Ihre Bedürftigkeit richtet sie auf den Sohn, den einzigen, der ihr geblieben ist. Nur durch Rückzug in die Depression kann Vincent sich einigermaßen schützen. Seine Botschaft lautet: „Ich will von diesem ganzen Dreck nichts mehr wissen, laßt mich damit in Ruhe!" – ein klarer Abgrenzungsversuch. Die kindliche Depression ist immer auch ein sinnvoller Schutzmechanismus und in ihrer Aussage auf eine bessere Zukunft gerichtet!

Sehnsucht nach klaren Gewässern

Im zweiten Teil seiner Geschichte erzählt Vincent nur allzu deutlich davon, was er braucht. Er will leben wie ein Kind in seinem Alter, nicht mehr über die Vergangenheit sprechen, wenn möglich, sie gar vergessen. Er sucht einen

Neubeginn in klaren Gewässern. In der Gemeinschaft mit anderen Artgenossen könnte sein Frosch sich wohl fühlen. Doch zeigt Vincent in seinem offenen Ausgang, wie unsicher er sich selber ist, ob er seine Vergangenheit, seine Familiengeschichte ablegen kann oder nicht. Er erlebt sie schuldbeladen, wie es ihm die Mutter auch deutlich signalisiert. Auch können wir vermuten, daß er die Art und Weise, wie seine Mutter aus konflikthaften Situationen zu entfliehen sucht, sich selbst zu eigen gemacht hat. Die Suche nach einer neuen Lebenswelt mit der Chance eines Neuanfangs scheint für ihn der einzige Ausweg.

Leider wissen wir aus vielen Familiengeschichten, daß dies nur begrenzt möglich ist. Jeder Mensch ist in ein Schicksal, auch in ein Familienschicksal hinein geboren, mit dem er sich zeit seines Lebens in immer wieder neuer Form auseinandersetzen muß.

Wie Vincent den Ausgang seiner Geschichte gestaltet, zeugt von einem Gefühl der Hoffnungslosigkeit, die sich seiner bemächtigt hat, einem Gefühl, wie wir es oft bei depressiv verstimmten Kindern vorfinden. Die Antwort bleibt offen, der Ausgang ist ungewiß. Der Blick in die Zukunft ist voller Angst.

Die Schuld des schmutzigen Frosches

Vincents Märchen und sein Motiv des verzauberten, schmutzigen Frosches lehrt uns vieles über die Befindlichkeit depressiver Kinder. Immer geht es um Schuld. Kinder haben eine ungeheure Bereitschaft, Verantwortung für ihre Eltern zu übernehmen und auch Verantwortung für deren „schuldbeladenes" Schicksal. Sie spüren die elterliche Bedürftigkeit nach Entlastung und opfern zum Teil die Verwirklichung eigener Lebensgesetze dafür. Im Falle von Vincent rührt das Schuldgefühl von einer schweren Gewalt- und Verlusterfahrung, von einem Trauma her. Ein Trauma kann auch die Trennung und Scheidung der Eltern sein. Wie oft wird diese von den Kindern als selbstverschuldet erlebt, insbesondere dann, wenn die Eltern keine angemessene Trauerarbeit leisten können und die Schuld für das Zerbrechen der Familie unter den Betroffenen „herum-geschoben" wird. Ein Kind kann aber nur so weit trauern, wie es die Erwachsenen können und so hinterläßt, wie es meistens der Fall ist, eine ungenügende Trauerarbeit tiefe Schuldgefühle bei den Eltern und beim Kind. Ist ein Elternteil selbst längere Zeit in einer Depression gefangen und von dieser vollkommen absorbiert, so hat das tiefgreifende Folgen für das Kind. Die Eltern sind zwar körperlich, aber mit ihrem Herzen nicht präsent. Das Kind wiederum macht sich selbst dafür verantwortlich, indem es den Grund der mütterlichen oder väterlichen Depression und mangelnder Liebesfähigkeit im eigenen Ungenügen sieht.

Dann entstehen grundlegende Schuldgefühle, hinter denen die bange Frage steckt, ob man in seinem So-Sein mit allem Ungenügen, Minderwertigem, mit „all seinem Dreck" angenommen werden kann. Depressive Kinder haben ein „negativiertes Ich" entwickelt. Sie werten sich ab und beschuldigen sich innerlich, böse zu sein. Ihr Gewissen urteilt, sie gehen äußerst streng mit sich selbst um. Ihr Lebensgefühl ist geprägt von Sorge und Angst vor der Zukunft, und von der Frage, ob sie in dieser bestehen können. Oft erleben sie ihre Daseinsberechtigung nur in der Erfüllung hoher Ansprüche.

Besonderheiten der kindlichen Depression und wie man helfen kann

Die kindliche Depression unterscheidet sich von der Depression bei Erwachsenen. Es gibt keine einheitliches Erscheinungsbild, sondern ganz verschiedene Formen bezüglich der Ursachen und der Begleitumstände.

Oft verbirgt sich eine Depression hinter aggressivem oder unruhigem Verhalten, hinter körperlichen Beschwerden (Bauchweh, Kopfschmerzen, Einnässen), hinter Eßstörungen, Spielhemmungen, Sprechverweigerung und vielem mehr. Je älter das Kind ist, desto eindeutiger ist die Diagnose zu stellen.

Depressionen kommen bei Kindern recht häufig vor. Man muß sie jedoch unterscheiden von depressiven Reaktionen als Folge einer gesunden Trauer auf Enttäuschungen oder Verluste.

Mögliche Ursachen für eine kindliche Depression

- Verluste
- immer wiederkehrende Enttäuschungen
- emotionale Belastungen
- traumatische Erlebnisse wie Mißbrauch oder Gewalterfahrungen
- starke Verletzlichkeit
- gesundheitliche Probleme

Finden sich Anzeichen einer depressiven Verstimmung, sollte man sich als Eltern die Zeit nehmen, mit dem Kind zu sprechen. Seine Probleme, und seien sie für uns Erwachsene noch so banal, sollten wahrgenommen und ernst genommen werden. Oft reichen auch nur ein stilles Zuhören und andere Zeichen des Verständnisses. Es ist wichtig, dem Kind Mut zu machen, neue Hoffnung zu geben und Trost zu spenden. Hält die depressive Verstimmung jedoch länger an, sollte man sich nicht scheuen, einen Kinderarzt oder Psychologen um Rat anzugehen.

Konkrete Hilfen für Vincent

Im Falle von Vincent wird sein Wunsch, im Moment von allem verschont zu werden und ein eigenes, altersgerechtes Leben in neuen sozialen Bezügen aufzubauen, ernst genommen. Er erhält keine Psychotherapie, jedoch konkrete Hilfestellungen in der Verwirklichung seiner Wünsche. So zum Beispiel bekommt er ein Fahrrad, um den Schulweg alleine bestreiten zu können und auch nachmittags Freunde zu besuchen. Er tritt dem örtlichen Fußballverein bei und kann dort wieder Freude und Spaß mit Gleichaltrigen erleben.

Gertraud Finger

„Ich nehme mir, was ich anders nicht bekommen kann."

Diebstahl als Ausgleich für vorenthaltene Liebe

Ich
Habe eine
Ich habe eine Puppe
Gestohlen.
Die ich mir wünschte
Bekam ich nie.
Drei Geburtstage lang
Und dann die mit Tintenaugen
Und Haaren aus Zelluloid.
Beinah ist oft schlimmer als Nein.
Nun habe ich eine.
(Gestohlen)

Diesem Gedicht hat Mascha Kaléko den Titel „Enfant Terrible" gegeben, was soviel heißt wie „schreckliches Kind". Ein kleines Mädchen, das sich einfach eine Puppe nimmt, die ihm nicht gehört, ist ein „schreckliches Kind". Dennoch hat das Mädchen im Gedicht unser Mitgefühl. Drei Geburtstage lang sind seine Wünsche nicht beachtet worden. Immer hat es das Falsche bekommen, etwas, was es gar nicht wollte. Immer hat es sich vertrösten lassen und dann eine „schlimme" Enttäuschung erlebt. Jetzt nimmt es sich die Puppe, die es sich immer gewünscht hat. Wir kämen nicht auf den Gedanken zu fragen, ob das, was das Mädchen in seiner „schlimmen" Lage getan hat, auch „rechtmäßig" ist. Die Dichterin weiß aber, daß die Gesellschaft eine solche Handlung anders einstuft, jedenfalls dann, wenn etwas „gestohlen" ist. Weil das Wort so schwer wiegt, wird es am Anfang des Gedichts nur zögernd ausgesprochen.

Viele „Diebstähle" von Kindern, vor allem von kleinen Kindern, sind aus psychologischer Sicht ähnlich zu deuten. Sie dürfen nicht etwa als „unrechtmäßig" oder gar als Zeichen einer beginnenden Kriminalität aufgefaßt werden. Meistens sind sie Ausdruck eines unerfüllten Bedürfnisses, einer inneren Not. Den passenden Erklärungsrahmen bilden hier nicht die Regeln der Erwachsenenwelt, sondern die Bedürfnisse und typischen Handlungsweisen von Kindern. Kinder nehmen sich etwas und wollen vielleicht damit nur andeuten, daß ihnen etwas fehlt, daß sie nicht genug Aufmerksamkeit bekommen. Der Gegenstand, den sie wegnehmen, ist dabei gar nicht so wichtig.

Philipp beginnt zu „stehlen"

Philipp ist gerade acht Jahre alt geworden und besucht die zweite Klasse der Grundschule. Seine Entwicklung ist bisher problemlos verlaufen. Die Eltern haben viel Freude an ihrem Kind. Seit seiner Einschulung ist Philipp ein guter Schüler und der Stolz seiner Eltern. Er gehörte im ersten Schuljahr zu den Besten in der Klasse. Nach diesem guten Start hoffen die Eltern, daß Philipp einmal eine weiterführende Schule besuchen wird, was ihnen selbst nicht möglich war.

Beide Eltern hatten die Hauptschule besucht. Der Vater wurde Bäcker, die Mutter Verkäuferin. Nun soll ihr Sohn es „weiter bringen als sie selbst". Besonders die Mutter ist stolz auf Philipp. Sie selbst hatte als Kind willig gelernt und hätte auch gerne die Realschule oder sogar das Gymnasium besucht. Doch in den Augen ihrer Eltern war dies unnötig, da „ein Mädchen ja doch heiratet". Im zweiten Schuljahr, beim Wechsel von geübten Diktaten zu freien Diktaten, werden Philipps Leistungen plötzlich schlechter. Vorher hat er Diktate sehr gut geschrieben, aber jetzt sind seine Noten nur noch ausreichend bis mangelhaft.

Seine Mutter reagiert heftig. Sie fühlt ihre schönsten Träume gefährdet und läßt Philipp ihre Enttäuschung spüren. Bei schlechten Noten schimpft sie, manchmal weint sie sogar oder schlägt ihn auch. Sie wirft ihm vor, faul und dumm zu sein. Alle Freizeitvergnügen werden ihm genommen, und Philipp muß mit der Mutter Diktate üben. Das gemeinsame Lernen ist für beide eine Qual. Die Mutter schimpft über jeden Fehler, Philipp wehrt sich und wird bockig. Auch das wöchentliche Taschengeld wird ihm gestrichen, wenn Philipp eine schlechte Arbeit geschrieben hat. Die Eltern meinen, daß er das Geld dann „nicht verdient".

Das Verhältnis zwischen Mutter und Sohn wird immer angespannter. Gleichzeitig beginnt Philipp, der Mutter Geld aus dem Portemonnaie zu nehmen. Er hat noch nie anderen Menschen Geld gestohlen, sondern nur Geld bei seiner Mutter weggenommen. Das Geld setzt er sogleich in Süßigkeiten um, die er aber nicht aufißt, sondern im Schrank hinter seiner Wäsche hortet. Von jeder Gruppe von Süßigkeiten hat er einen Stapel. Neben Schokoriegeln liegen Kaugummis aufgereiht und daneben Überraschungseier.

Als die Mutter bemerkt, daß ihr Sohn Geld wegnimmt, sieht sie darin eine zweite Katastrophe. Sie befürchtet, daß er kriminell werden könnte. Auch der Vater greift nun ein. Er sagt seinem Sohn deutlich Bescheid und schlägt ihn manchmal auch, um ihm sein Fehlverhalten auszutreiben. Die Eltern drohen Philipp sogar, ihn in ein Heim für schwer erziehbare Kinder zu schicken, wenn das „Stehlen“ nicht aufhört. Doch es hört nicht auf. Je mehr die Eltern schimpfen und drohen, um so mehr Geld nimmt Philipp sich heimlich weg.

Zum Glück wenden die Eltern sich rechtzeitig an eine Beratungsstelle. Dort stellt sich mit Hilfe von Tests heraus, daß Philipp ein gut begabter Junge ist. Seine Schwierigkeiten bei Diktaten beruhen nicht auf einem Mangel an Begabung, auch kann eine sogenannte Lese-Rechtschreib-Schwäche ausgeschlossen werden. Vielmehr scheint er auf Grund von Ängsten und Unsicherheiten bei den Diktaten zu versagen. Auch während der Testdurchführung wirkt er angespannt. Er glaubt nicht mehr an seine Fähigkeiten, ja, er hält sich sogar für dumm. Bei einem Satzergänzungstest handelt jede fünfte seiner Antworten von schlechten Schulleistungen. Hier sind einige Beispiele:
- Manchmal macht er sich Sorgen ... „um sein schlechtes Zeugnis“.
- Die meisten Leute wissen nicht ... „daß er dumm in der Schule ist“.
- Am glücklichsten ist er ... „wenn er ein gutes Zeugnis hat“.
- Seine schwächste Seite war ... „daß er keine Diktate schreiben konnte“.
- Er grübelte oft ... „daß er dümmer und dümmer und dümmer wird“.

Auch das Geld wird in dem Satzergänzungstest erwähnt:
- Es gibt Mütter ... „die kaufen ihren Kindern fast alles“.
- Wenn er nur ... „viel Geld hätte“.
- Er war traurig ... „als man ihm sein Geld weggenommen hatte“.

Bei der Frage, wie ein Zauberer ihn wohl verwandeln solle, sagt er: „Ich möchte ein lieber Junge werden und meinen Eltern nicht so viel Kummer machen." Und dennoch verhält sich Philipp gerade so, daß seine Eltern großen Kummer haben. Warum kann Philipp nicht einfach lieb sein? Warum kann er nicht einfach mit dem Stehlen aufhören? Die Antwort aus psychologischer Sicht lautet: Philipp tut etwas, was er eigentlich gar nicht will. Sein Stehlen muß deshalb einen verborgenen Sinn haben, den Philipp selbst nicht kennt und den wir Außenstehende zunächst auch nicht erkennen können. Wir müssen genauer hinsehen, um die Gründe für Philipps Stehlen zu erfassen. Dazu können wir verschiedene Fragen stellen, die auch zum Verständnis anderer kindlicher Diebstähle beitragen können.

Fünf Fragen zum kindlichen Diebstahl

- Seit wann wird gestohlen?
- Wer wird bestohlen?
- Was wird gestohlen?
- Wozu wird gestohlen?
- Wie wird gestohlen?

Mit Hilfe der fünf Fragen wollen wir Philipps Diebstahl besser verstehen. Dazu nehmen wir die Sicht eines außenstehenden Beobachters ein. Ein außenstehender Beobachter sieht mehr als die Personen, die in der Situation gefangen sind. Philipp zum Beispiel weiß wirklich nicht, warum er sich so verhält. Ihm ist nicht bewußt, was er durch seinen Diebstahl „aussagt". Er handelt zwar symbolisch, hat aber nicht den Abstand, dieses zu erklären. Deshalb würde es nicht helfen, ihn nach den Gründen seines Stehlens zu fragen. Er könnte sie nicht nennen, aber er gibt uns dennoch mit seinem Verhalten Hinweise. Meistens sind mehrere Dinge im Spiel, wenn Kinder sich auffällig verhalten.

Seit wann wird gestohlen?

Häufig ist zu einer bestimmten Zeit etwas passiert, was ein Kind so sehr belastet, daß es mit auffälligem Verhalten reagiert. Wenn zum Beispiel ein anderer Junge namens Kai seit der Trennung seiner Eltern wieder nachts ins Bett macht oder wenn das Mädchen Laura nicht mehr im Dunklen einschlafen kann, seitdem sie in der Schule ausgelacht wurde, dann ist jeweils der Auslöser für das auffällige kindliche Verhalten zu erkennen. Bei anderen Kindern schleicht sich ein auffälliges Verhalten langsam ein. Dann gibt es keinen klaren Auslöser für ihr störendes Verhalten, aber wahrscheinlich mehrere Ereignisse, die allein unbedeutend wären, aber durch Wiederholung eine Wirkung erzeugen.

Bei Philipp scheint der Auslöser klar zu sein. Seine schlechten Schulleistungen haben die Eltern so erschreckt, dass sie überzogen reagiert haben, indem sie ihrem Sohn seine Vergnügen in der Freizeit wegnahmen, sein Taschengeld verweigerten und ihm ihre Zuwendung entzogen. So ist Philipp plötzlich ganz viel „weggenommen" worden. Dagegen wehrt er sich, indem auch er etwas wegnimmt.

Wer wird bestohlen?

Kleine Kinder stehlen selten im Supermarkt oder bei fremden Leuten, sondern fast immer zu Hause. Hier wird häufig auch nur ein ganz bestimmtes Familienmitglied bestohlen. Diesem soll durch den Diebstahl etwas mitgeteilt werden. So kann es vorkommen, daß die Geldbörse der Mutter, die offen im Schrank liegt, nicht angerührt wird, das Kind sich aber Geld aus der Brieftasche des Vaters nimmt, welche im Schreibtisch eingeschlossen ist. Es wählt nicht den einfachen Weg, weil es ihm nicht um das Geld geht, sondern um die Botschaft an den Vater, die heißen könnte: „Ich bin auch wichtig. Ich bin genau so kostbar wie dein Geld. Warum siehst du mich nicht?"

Bestohlen wird das Familienmitglied, von dem das Kind mehr will, als es bekommt. In der Fachliteratur wird Diebstahl stellenweise als „Rache oder Entschädigung für vorenthaltene Liebe" bezeichnet. Diese Erklärung kann auch auf Philipp zutreffen. Er stiehlt nicht in der Schule und nimmt auch dem Vater nichts weg. Er stiehlt nur bei seiner Mutter, so als wollte er ihr damit sagen, daß er von ihr etwas will. Sie hat ihm ihre Liebe entzogen und durch ihre Verbote sein Leben eingeschränkt. Nun nimmt auch er ihr etwas weg, was ihr gehört, so als wollte er ihr sagen: „Ich möchte von dir mehr und anderes, als ich augenblicklich bekomme."

Manchmal stiehlt ein Kind ganz wertlose Sachen, die es gar nicht gebrauchen kann, wie Büroklammern oder Lockenwickler. Dann ist nicht der gestohlene Gegenstand wichtig. Das Kind kann nichts damit anfangen. Wichtig ist hier, wer bestohlen wird, wem dieser Gegenstand gehört.

Was wird gestohlen?

Die Dinge, die weggenommen werden, können oft einen Hinweis auf die Art des Mangels geben. Wichtig ist, welche Bedeutung der gestohlene Gegenstand innerhalb der Familie hat. Wird Zuwendung in der Familie zum Beispiel durch Süßigkeiten geregelt, dann kann das Stehlen von Süßigkeiten bedeuten, daß das Kind sich mehr Zuwendung wünscht. Ist aber Geld innerhalb der Familie sehr wichtig, weil es Macht und Anerkennung darstellt, dann will das Kind durch den Diebstahl von Geld auch wichtig genommen werden.

In Philipps Familie ist immer wieder davon gesprochen worden, daß der Vater hart arbeiten muß, um Geld zu verdienen und daß Philipp, wenn er eine weiterführende Schule besucht, später leichter Geld verdienen kann. Welche Bedeutung das Geld hat, zeigt auch die Regelung beim Taschengeld. Philipp erhält sein Taschengeld nicht einfach so, um seiner selbst willen, und auch nicht, weil es so ausgemacht wurde. Er bekommt es nur, „wenn er es verdient". Entspricht sein Verhalten nicht den Erwartungen der Eltern, bekommt er kein Geld. So kann Philipp nie sicher sein, ob er das nächste Taschengeld erhält oder nicht.

Wenn Philipp der Mutter Geld wegnimmt, kann man dies auf zweierlei Weise deuten. Mit dem Geld nimmt Philipp sich die Anerkennung, die er augenblicklich nicht bekommen kann. Gleichzeitig verhält er sich gerade so, wie sich die Eltern ihm gegenüber verhalten. Sie strafen ihn mit Taschengeldentzug für mangelnde Leistungen, und er „straft" seine Mutter dafür, daß sie ihm ihre Zuwendung entzieht.

Wozu wird gestohlen?

Der eigentliche Mangel des Kindes, der sich im Stehlen äußert, wird oft noch deutlicher, wenn man beobachtet, was das Kind mit dem Diebesgut macht. Es ist etwas anderes, ob gestohlene Süßigkeiten aufgegessen werden oder ob sie im Verborgenen gehortet werden. Gestohlenes kann auch an andere Kinder verteilt werden, um sich Freunde zu erkaufen. Solch ein Verhalten kommt bei Kindern besonders häufig vor. Sie sind nicht immer sicher, ob sie geliebt werden. Sie möchten beachtet werden, möchten einmal im Mittelpunkt stehen. Wenn sie mit einer Tüte voll Süßigkeiten auf dem Schulhof erscheinen, werden sie von allen umringt und sind so lange wichtig, bis die Tüte leer ist.

Wir wissen schon, daß Philipp die heimlich gekauften Süßigkeiten nicht verzehrt, sondern sie im Schrank wohlgeordnet aufbewahrt. Für Philipp ist wichtig, daß er seine Schätze ansehen kann, daß der Stapel mit jedem Diebstahl wächst.

Wie wird gestohlen?

Manche Kinder sind so geschickt, daß es lange dauert, bis sie entdeckt werden. Viele verhalten sich jedoch ungeschickt und hinterlassen Spuren. Sie möchten eigentlich entdeckt werden, denn sie wollen mit ihrem Verhalten ja etwas mitteilen. Philipp stiehlt so, daß es auffallen muß, denn die Mutter räumt seinen Schrank von Zeit zu Zeit auf und wird dann seine Süßigkeiten entdecken. Es scheint, als ob Philipp möchte, daß seine Mutter seinen verborgenen Schatz findet, daß sie seine Botschaft versteht und daß danach alles wieder gut wird.

Philipps Diebstahl als Botschaft

Auch wenn wir vermuten, daß kindliche Verhaltensauffälligkeiten eine verborgene Bedeutung haben, können wir doch meistens nicht eindeutig feststellen, was diese Bedeutung sein soll und wir können sie nicht in einem einzigen Satz zusammenzufassen. Meist enthält kindliches Verhalten mehrere Botschaften, die das Kind selbst nicht aussprechen kann, die es aber durch sein Verhalten symbolisch mitteilen will.

Philipp hatte bisher zu seinen Eltern ein gutes Verhältnis. Seit er die schlechten Noten bekommt und eigentlich Trost braucht, erhält er Vorwürfe und Strafen. Er muß das Gefühl haben, auf einmal nicht mehr geliebt zu werden. Vor allem sein Verhältnis zur Mutter hat sich verändert. Er bekommt nicht mehr die Zuwendung, die er gewohnt ist und die er gerade jetzt bei seinem schulischen Versagen braucht. Philipp ist etwas weggenommen worden. Als Reaktion darauf nimmt er sich selbst etwas. Die Botschaft hinter Philipps Diebstahl könnte heißen: „Ich möchte deine Zuwendung wieder haben. Ich nehme sie mir, weil ich nicht weiß, wie ich sie sonst bekommen kann."

Wenn die Süßigkeiten ein Symbol für Zuwendung sind, kann man sagen, daß Philipp sich mit dem Diebstahl trösten will. In Worte übersetzt könnte sein Verhalten dann bedeuten: „Du hast mich immer gemocht. Doch wenn du so viel schimpfst, bin ich nicht mehr sicher, ob du mich magst. Dann sehe ich mir die Süßigkeiten an und weiß, die sind ja alle von dir."

Philipps Diebstahl hat zwei Seiten. Zunächst hat er eine aggressive Seite. Das Wegnehmen drückt auch Philipps Stärke aus – Philipp ist ein Kämpfer. Er sorgt dafür, daß er bekommt, was er braucht. Außerdem hat sein Diebstahl eine freundliche Seite. Philipp beweist der Mutter und sich selbst, daß er soviel Süßes von ihr besitzt, auch wenn die Mutter augenblicklich so unzufrieden mit ihm ist. Die Süßigkeiten können Philipp jederzeit über augenblickliche Schwierigkeiten hinwegtrösten.

Hilfen für Philipp und seine Eltern

Wir sprechen mit den Eltern über Philipps Diebstahl, um ihnen zu helfen, das Geschehen anders als bisher zu sehen. Als erstes müssen die Eltern von ihrer Sorge entlastet werden, daß ihr Sohn sich zu einem „Dieb" entwickelt. Philipp ist kein „Dieb", obwohl er etwas weggenommen hat. Er stiehlt vielmehr aus Not, weil er mit der augenblicklichen Situation nicht fertig wird. Dies können die Eltern verstehen und sind gerührt, daß Philipp mit seinem schlimmen Verhalten gleichzeitig seine Zuwendung zeigt.

Wir können den Eltern auch ihre Ängste wegen Philipps Schulversagens nehmen. Die Tests haben ergeben, daß Philipp gut begabt ist. Es ist zu erwarten, daß er bald wieder in der Schule mitkommen wird. Seine schlechten Leistungen entwickelten sich bei dem Wechsel von geübten zu ungeübten Diktaten. Bei ungeübten Diktaten kann das Kind die Reihenfolge der Worte nicht mehr auswendig niederschreiben. Jedes Wort ist eine Überraschung, und es muß bei jedem Wort neu überlegen, wie es geschrieben wird. Dieser Wechsel ist für manche Kinder schwierig, denn es werden plötzlich ganz andere Fähigkeiten erwartet. Die Kinder müssen sich erst an die neue Aufgabe gewöhnen. Dazu hatte Philipp keine Zeit, da seine Umgebung sofort heftig auf die plötzlich einsetzenden schlechten Noten reagierte. Über diese Informationen sind die Eltern erleichtert. Ihre Sorgen wegen des plötzlichen Schulversagens hatten ihnen den Zugang zu ihrem Kind versperrt. Sie können Philipp jetzt ganz anders sehen und sich ihm anders zuwenden. Sie können an die gute Beziehung anknüpfen, die sie vorher zu ihm hatten. Erleichtert sagt die Mutter: „Dann brauche ich auch nicht mehr mit ihm Diktate zu üben." Sie traut ihm jetzt wieder zu, daß er seinen Weg allein findet.

Auch Philipp, der durch die Ereignisse verunsichert wurde, braucht Informationen über seine Fähigkeiten, damit er sich wieder mehr zutraut und sich bei Leistungsanforderungen in der Schule nicht mehr so verkrampft. Wir erklären ihm seine Testergebnisse und zeigen ihm, daß er alles kann, was ein Kind zum Fortkommen in der Schule braucht. Als zusätzliche Stütze wenden wir uns an seine Lehrerin, um ihr über Philipp zu berichten. Sie wird ihn jetzt vorübergehend häufiger loben und ermutigen.

Wie ging es weiter? Alle kleinen Schritte – die Entlastung der Eltern, die Ermutigung des Kindes und die Bestätigung durch die Lehrerin – bewirkten so viel, daß nach einem Monat Philipps „Diebstahl“ überwunden war und seine Schulleistungen sich wieder besserten. Er hat inzwischen gelernt, wie man ungeübte Diktate schreibt und bringt wieder gute Noten nach Hause. Auch die Spannungen in der Familie sind überwunden. Alle können wieder gut miteinander umgehen.

Symbolischer und krimineller Diebstahl

Philipp will mit seinem Diebstahl etwas ausdrücken, eine Botschaft an seine Eltern mit dem Wunsch, die Beziehung zu ihnen zu verbessern. Wenn Philipp Geld wegnimmt, geht es ihm nicht so sehr um das Geld. Das Geld ist nur ein Ersatz oder ein Symbol für das, was er tatsächlich haben möchte, aber augenblicklich nicht bekommt. Deshalb sprechen wir von einem symbolischen Diebstahl.

Es gibt aber mitunter auch bei Kindern eine Art von Diebstahl, die man kriminell nennen kann. Dann geht es dem Kind nicht mehr um den symbolischen, sondern um den materiellen Wert des Gestohlenen. Der Akt des Stehlens ist ihm wichtig. Das Kind will etwas haben, weil es sich sonst leer fühlt. Die Menschen, denen es etwas wegnimmt, sind ihm eher gleichgültig. Insgesamt ist die Beziehungen zu anderen Menschen eher lose. Das kindliche Gewissen und seine Bindung an gesellschaftliche

Normen sind kaum entwickelt. Solch ein Kind kann zur inneren Verwahrlosung neigen. Die folgende Aufstellung vergleicht beide Möglichkeiten.

Symbolischer Diebstahl	**Krimineller Diebstahl**
Symbolischer Wert des Gestohlenen	Materieller Wert des Gestohlenen
Die Botschaft ist wichtig	Die Beute ist wichtig
Werben um Kontakt und Verständnis	Sich abwenden von der Umgebung
Bindung an die Normen der Eltern	Fehlen von Schuldgefühl oder Scham
Hilfen:	
Entlastung	Nach-Erziehung
Die Botschaft verstehen	Aufbau einer sozialen Haltung

Traudel Simon

„Ihr mästet mich und trotzdem kann ich nicht wachsen."

Übelkeit und Erbrechen als verkörperte Botschaft

Zum Erstgespräch stellt sich bei mir die sehr verkrampfte, angespannt wirkende Mutter der elfjährigen Iris vor. Sie ist in ihrem Blick ausweichend und spricht mit leiser, verhaltener Stimme. So berichtet sie stockend, daß Iris vor allem Neuen Angst habe, insbesondere vor sportlichen Aktivitäten. Dabei ist es einerlei, ob die Familie eine Fahrradtour macht oder Ski fahren gehen möchte. Iris bekommt grundsätzlich vorher Bauchschmerzen, es wird ihr übel, hin und wieder sogar bis zum Erbrechen. Steht in der Schule das Fach Sport auf dem Stundenplan, so zeigt sie schon früh morgens die gleichen Symptome. Willig läßt sie sich jedoch immer überreden, in die Schule zu gehen.

Iris' Lehrerin hat die Mutter bereits angerufen. Auch sie hat den Eindruck, daß mit Iris „etwas nicht stimmt", da sie sehr schüchtern und zurückgezogen ist und sich kaum am Unterricht beteiligt. Für sie ist Iris nicht so wie andere Mädchen im gleichen Alter.

Im Laufe des Gesprächs wird die Stimme der Mutter immer leiser, die Worte kommen nur noch gepreßt heraus. Auf die Frage, ob Iris denn Freundinnen habe, bekennt sie, daß das Mädchen zu ihren Klassenkameradinnen so gut wie keinen Kontakt hat. Kommt jemand mal zu Besuch, so zieht sie sich mit einem Buch in ihr Zimmer zurück. Das Gespräch wird immer schleppender, so daß ich es vorziehe, der Mutter einen ausführlichen Fragebogen mit nach Hause zu geben, damit sie so die Möglichkeit hat, sich schriftlich zu äußern. Denn offensichtlich fällt es ihr schwer, sich im direkten Gespräch auszudrücken.

Kommen Eltern, aber auch Kinder in das Sprechzimmer des Psychologen, scheint es, als ob der ganze Kummer, die ganze Not und das Leid mit Vehemenz durchbrechen wollten. All die Gefühle und sehr oft auch die Tränen, die im Alltag unter der Oberfläche gut verborgen und manchmal sogar vom Betroffenen selbst nicht wahrnehmbar sind, drängen im besonderen therapeutischen Raum zum Ausdruck. Manchen Menschen gelingt es, diesem Druck nachzugeben. Bei manchen Menschen, so wie es bei Iris' Mutter der Fall ist, ist die Angst vor dem „Überschwemmtwerden" durch die Tränen des Leides so stark, daß sie zunehmend verstummen müssen.

Die Mutter der Mutter

Später erfahre ich, daß Iris mit ihren Eltern und ihrer jüngeren Schwester im Haus der früh verwitweten Großmutter mütterlicherseits lebt. Auch die Großmutter wohnt dort in eigenen Räumen. Die Oma betreibt zudem eine gut gehende Konditorei im Ort. Iris' Mutter ist dort angestellt und auch das Mädchen hilft oft im Geschäft. In der schriftlichen Befragung geben die Eltern an, daß die Beziehungen innerhalb der Kernfamilie sich harmonisch gestalten, doch das Zusammenleben mit der Großmutter mitunter schwierig ist.

Die Mutter gesteht mir später, daß es ihr sehr zu schaffen macht, wie die Großmutter sich in die Familienangelegenheiten einmischt. Sie sieht sich nicht in der Lage, sich gut abzugrenzen, zumal die finanzielle Abhängigkeit sie immer wieder zwingt, stille zu halten und nachzugeben. Bei diesen Erzählungen schluchzt sie leise und erscheint mir sehr hilflos und verletzlich. Die vorher noch zurückgehaltenen Tränen haben sich gelöst.

Wie in dieser Familie, so finden wir es häufig, daß die Grenzen zwischen den Generationen nicht scharf genug gezogen sind. Gerade in ländlichen Gebieten lebt die Großfamilie oftmals noch unter einem Dach. Großeltern, Tanten, Onkel, alle haben zur Erziehung eines Kindes natürlich etwas beizutragen. Aufgrund vielfacher wirtschaftlicher, aber auch emotionaler Abhängigkeit fällt es Eltern oft schwer, eine Grenze zu ziehen. Iris' Mutter führt mir die damit einher gehenden Probleme deutlich vor Augen.

„Mama" – erst im Alter von zwei Jahren

Symptome und Auffälligkeiten entstehen nicht plötzlich, sondern haben eine lange Geschichte in der Entwicklung eines Kindes.

Bei Iris verlief die frühe Kindheit ohne nennenswerte Besonderheiten, mit Ausnahme der Sprachentwicklung. Erst im Alter von zwei Jahren äußerte sie sich mit den ersten Worten, über die ein Kind normalerweise schon sehr viel früher verfügt. Vorher war Iris sehr still und „brabbelte" nur wenig. „Mama" konnte sie erst mit zwei Jahren deutlich aussprechen.

Ihre Kindergartenzeit belief sich auf nur ein Jahr, da die Mutter sie erst mit fünf Jahren dort hin brachte. „Sie war so ein liebes Kind, saß stundenlang für sich in einer Ecke und spielte, warum hätten wir sie weg geben sollen?"

Dort bestanden in der Folge dann schon ganz ähnliche Probleme, wie sie sich später in der Schule zeigten, ohne daß sie sich in körperlichen Erscheinungen offenbarten. Die Erzieherin beklagte, daß sich Iris meist zurückzog und für sich allein spielte. Dies war für sie jedoch damals noch kein Grund zur Sorge, da Iris ein freundliches, ansprechendes Wesen besaß und in der Kindergartengruppe nicht störend auffiel.

Ebenso verlief Iris' Schullaufbahn zunächst völlig unauffällig, außer besagten Problemen im Kontakt mit Gleichaltrigen. Jedoch äußerte sie schon in der zweiten Klasse Schulängste, die damals von den Eltern noch nicht ganz ernst genommen wurden. „Sie war ja schon immer so schüchtern", war ihre Erklärung. Von den Lehrern drang immer wieder die Klage durch, daß sie sich zu wenig am Unterricht beteiligt, sehr gehemmt ist und so in ihren gezeigten Leistungen stark hinter dem zurücksteht, was sie eigentlich erbringen könnte. Oft wußte sie die Antwort auf eine Frage, konnte sich aber nicht melden.

Verzögerte Sprachentwicklung, Ausdruckshemmung, Schüchternheit und Zurückgezogenheit sind Auffälligkeiten in Iris' Entwicklung und scheinen wie Pflastersteine den Weg für die späteren körperlichen Reaktionen auf schwierige Situationen gebildet zu haben.

Ausdruckshemmung und Angst

Iris kommt mit der Mutter in die psychologische Praxis und beide haben von vorne herein abgemacht, daß die Mutter in den Sitzungen mit dabei bleibt. Zu Beginn spricht die Mutter für sie, denn Iris bringt kein Wort heraus. Im Kontakt zu mir verständigt sie sich nur sprachlos mit Gesten. Dabei ist ihr Blick meist gesenkt und ein schüchternes Lächeln liegt beständig auf ihren Lippen.

Von sich aus spricht sie nichts, gibt dann doch im Laufe der Zeit Antwort auf die von mir beiläufig gestellten Fragen. Dabei ist sie in ihrem Redefluß sehr verlangsamt. Aber nur auf konkrete Fragen weiß sie Antwort. Die Formulierung von freien Einfällen, phantastischen Geschichten und zukünftigen Wunschvorstellungen sind ihr nicht möglich. Ihre Phantasie scheint in einem Käfig gefangen.

Angst macht dumm

Beim Durchführen eines Intelligenztests stöhnt sie, sobald sie etwas nicht weiß. Sie ist sehr langsam. Doch hellt sich ihr Gesicht bei richtig gelösten Aufgaben deutlich auf. Erstaunt stelle ich fest, daß die guten schulischen Noten und die zufriedenstellenden Leistungsbewertungen der Lehrer in einem auffallenden Gegensatz zu denen in der Leistungstestung erzielten Werte stehen. Iris erreicht nur einen knapp altersentsprechenden Intelligenzwert! Wie läßt sich ein solcher Sachverhalt erklären?

In der klinischen Praxis zeigt es sich oft, daß gerade sehr ängstliche und gehemmte Kindern in Leistungssituationen große Mühe haben und mitunter völlig versagen. Die Ergebnisse können ausgesprochen schlecht ausfallen aufgrund einer ängstlichen Blockierung. Bei wiederholten Überprüfungen zu Zeiten, wo es den Kindern besser geht, zeigen sich meist erhebliche Verbesserungen in den Ergebnissen.

Die psychische und emotionale Situation eines Kindes können Intelligenzwerte verfälschen und man muß sehr vorsichtig bei der Interpretation sein, um die Kinder mit einer falschen Bewertung nicht noch tiefer in den Sog von Selbstzweifeln und Ausdrucksangst zu ziehen.

Das Drei-Generationen-Problem

Bei einem Treffen bitte ich Iris, aus einem besonderen Spielkasten (siehe auch Anhang), der verschiedene Spielmaterialien wie Puppen, Tierfiguren, Bauklötze enthält, eine Szene aufzubauen. Ohne besondere Vorgabe soll sie aufbauen, wozu sie gerade Lust hat.

Was mir Iris nicht mit Worten sagen kann, gestaltet sie nun spielerisch in einem szenischen Aufbau und dort ist auch die Antwort auf meine Fragen zu finden:

Zentral plaziert in ihrem „Bühnenbild" sind die Großmutter und die Mutter. Die Großmutter sitzt in thronender Pose auf einem Stuhl, während die Mutter im Liegestuhl liegt. Iris beschreibt sie als kränkelnd: „Es geht ihr nicht gut". Beide Figuren sind mit ihrem Blick auf das Schulmädchen gerichtet, das frontal gegenüber in einer Ecke sitzt, gut abgeschirmt von einem Spielzeugzug. Diese Ecke ist im Vergleich mit dem Hintergrund der Großmutter- bzw. der Mutterfigur karg gestaltet, ohne Bäume und Tiere. Nur ein Schwein mit einem Ferkel scheint den Blick auf die Mädchenfigur zu lenken. Männliche Puppen fehlen völlig. Iris' hauptsächliches emotionales Erleben scheint im besonderen auf diese vorwiegend weibliche Konstellation ausgerichtet zu sein. Die auf dem Stuhl thronende Großmutter, die im Liegestuhl liegende Mutter und die auf dem Boden sitzende Tochter, was hat dies zu bedeuten?

Die gesunde Großmutter, die kränkelnde Mutter, die kranke Tochter

Iris erlebt ihre Mutter als belastet. Tatsächlich berichtet die Mutter bei der gemeinsamen Besprechung von Iris' so aufschlußreicher Szene von immer wieder auftretenden eigenen Depressionen. Es gibt Zeiten, wo sie von einem Gefühl großer Leere erfüllt ist, sagt sie. Dann bekommt sie Angst und würde sich am liebsten das Leben nehmen. Die Ängste ihrer Tochter vor neuen Aufgaben sind ihr sehr vertraut. Doch hat sie im Laufe ihres Lebens gelernt, einigermaßen damit zurecht zu kommen. Ihre Hoffnung ist, daß es sich bei ihr mit der Zeit weiter bessern würde, so wie es bei der Großmutter war. Von ihr weiß sie aus früheren Erzählungen, daß sie mit den gleichen Schwierigkeiten zu kämpfen hatte. Aus ihr war trotz allem eine selbstbewußte Geschäftsfrau geworden. Aus dieser Hoffnung heraus hat die Mutter bisher auch keine Veranlassung gesehen, Hilfe für sich und die Tochter zu beanspruchen. Erst die massiven körperlichen Beschwerden einer kranken Iris und das Drängen der Lehrer versetzten sie in größte Besorgnis.

Der unbewußte Auftrag

Drei Personen gleichen Geschlechts, die miteinander leben, die zusammen gehören und die die gleiche Grundproblematik haben. Wir wissen, wie ansteckend Angst sein kann und so ist es nicht verwunderlich, daß sich die Angstproblematik der Großmutter bis zur Enkelin fortsetzte. Doch wie kommt es, daß die Oma eine selbstbewußte Frau geworden ist? Wo ist ihre Angst geblieben? Die Antwort ist ganz einfach: Sie hat sie unbewußt weiter gegeben an die nachfolgenden weiblichen Generationen und hat sie dadurch los. Damit soll der Wert zunehmender Reife und Lebenserfahrungen, die sich die Großmutter im Laufe ihres Lebens sicherlich erworben hatte, nicht geschmälert werden. Doch wissen wir, insbesondere aus der analytisch orientierten Familientherapie, daß Kinder unbewußt von ihren Eltern Aufträge erhalten können.

Diese Aufträge stehen meist im Dienste der eigenen innerseelischen Stabilisierung des betreffenden Elternteils. So ist zu vermuten, daß die Großmutter zur eigenen Entlastung, mit dem Ziel, sich freier in der Welt bewegen zu können, unbewußt der Tochter die eigenen sozialen Ängste übertrug.

Solche der eigenen Stabilität dienenden Arrangements funktionieren aber nur, wenn die betroffenen Menschen in Abhängigkeit und existentieller Verwicklung gehalten werden. So sorgt die Großmutter dafür, daß sich die Mutter von Iris nicht wesentlich von ihr lösen kann. Gute, bereichernde Außenerfahrungen werden sowohl bei der Mutter als auch bei Iris unterbunden, so daß sie beide wenig Vertrauen in die Welt entwickeln können.

Wenn wir uns nicht wachsen lassen

Wir neigen dazu, in sehr intimen Beziehungsformen wie Partnerschaften und Familien eigene Probleme und Konflikte „mit Hilfe" der uns nahestehenden Menschen zu „lösen". Dabei handelt es sich nicht um bewußte Aufträge oder eine ausgesprochene Bitte, uns bei dieser oder jener Problemstellung, wie zum Beispiel einen schweren Schrank zu schleppen oder eine neue Lampe zu montieren, zu helfen. Die Aufträge und Bitten sind unbewußt und daher ist es so schwer, sie zu erkennen und sich dagegen zur Wehr zu setzen, wenn wir sie nicht erfüllen wollen oder können. Der schwere Schrank, der hier zu schleppen ist oder die neue Lampe, die zu montieren ist, ist in diesem Fall vielleicht der eigene berufliche Ehrgeiz, der aus Angst nicht gelebt werden kann und lieber durch den Ehepartner oder die Kinder verwirklicht gesehen wird. Wir werden entlastet, wenn wir uns dieser Herausforderung nicht stellen müssen, werden aber zutiefst abhängig von anderen, die diese Herausforderung für uns übernehmen. So können wir aber selbst nicht weiter wachsen. Wir schränken uns ein in unseren eigenen Möglichkeiten und übertragen diese unbewußt auf die Menschen, denen wir uns sehr nahe fühlen und mit denen wir uns verbinden können. Konstruktive Wechselseitigkeit und wachsendes Miteinander ist dadurch erheblich blockiert.

Das Bild der festhaltenden, klammernden Hexe

Die Motive und Symbole unserer Volksmärchen drücken in bildhafter Weise grundlegende psychologische Sachverhalte aus. Nur Bilder scheinen diese komplexen Vorgänge abbilden zu können. Im Falle von Iris' Großmutter drängt sich mir das Hexenbild aus dem Märchen von „Hänsel und Gretel“ auf. Sie klammert und hält fest, sie bindet Tochter und Enkelin an sich, indem sie sie mit allem Nötigsten versorgt, um sich selbst damit zu stabilisieren in eigenen Unsicherheiten und Ängsten. In dem Märchen werden die Kinder gemästet, um dann verschlungen zu werden. Die Hexe braucht die Kinder als Lebensnahrung für das eigene Überleben. Was für eine Parallele: Die reale Großmutter von Iris führt ja auch eine Konditorei!

Indem sie ihre Nächsten gut „versorgt und füttert“, verlangt eine solche Hexe jedoch ihren Preis. Sie dürfen sie nicht verlassen und müssen immer treu zu ihr halten. Iris und ihre Mutter sind in diesem Sinne „Gebundene“ und konnten so ihre eigenen Lebensmöglichkeiten nie entdecken, ohne die Großmutter zu verraten und damit in einen tiefen Loyalitätskonflikt zu fallen. So bleiben sie in den „Diensten“ der Großmutter.

Schauen wir zurück auf das körperliche Symptom von

Iris. Sie bekommt Bauchschmerzen, es wird ihr übel und sie muß sich übergeben, sobald sie sich in die Welt gestellt sieht, sich darin ausdrücken und bewähren soll. Wenn wir dieses Symptom positiv deuten, so ist dies eine sinnvolle Handlung, ein Abgrenzungsversuch gegen den mästenden und fütternden Aspekt der Mutter und der Großmutter. Sie muß sich erst befreien von einer Nahrung, mit der sie nicht wachsen, „groß und stark" werden kann, sondern die dazu dient, sie schwach, träge und ängstlich zu „halten". Die so unangenehmen Bauchschmerzen und die Übelkeit bekommen damit einen tiefen Sinn.

Die Antwort des Körpers: Der stumme Schrei

Iris konnte nie ein ausreichend starkes Ich-Gefühl entwickeln. Immer in unbewußten Diensten der Mutter, beziehungsweise der Großmutter, hat sie keine Möglichkeiten, eigene Entwicklungsräume, eine eigene seelische Realität zu finden und ein gutes, stabiles Selbstgefühl auszubilden. Sie lebt in enger Verflechtung mit Mutter und Großmutter. Wäre sie eigene Wege gegangen, wäre das ganze System in sich zusammengefallen. Das Zusammenbrechen „bewährter" Muster in Beziehungen macht jedoch immer Angst, weil danach das Chaos oder Nichts lauert. So läßt sie sich einbinden in eine solche Konstellation auf Kosten eigener Ich-Entwicklung. Sie hat ja keine andere Wahl. Aber, ein schwaches kindliches Ich muß die äußere Welt als bedrohlich und als Angst machend erleben, da es ihm nichts entgegen setzen kann, besonders in Konflikt- und Problemsituationen. Es kann sich Schwierigkeiten im sozialen Umfeld nur schlecht stellen und so verpaßt es immer wieder die Chance, Fähigkeiten im Umgang mit anderen zu erlernen. Ein schwaches kindliches Ich kann sich nicht mit Gefahren aktiv auseinander setzen, in der Überwindung von Bedrohlichem wachsen und damit auch sein Selbstvertrauen stärken. Was bleibt, ist der Rückzug. Und so kommt es zu einer scheinbaren Gefühlsarmut, wie sie bei psychosomatisch reagierenden Menschen oft beschrieben wird. Diese Menschen können sich schlecht äußern und ihr symbolischer Ausdruck ist karg, wie es auch bei Iris zu Beginn zu beobachten war.

Körperliche Reaktionen sind stumme Botschaften. Doch enthalten sie immer einen Appell. Iris' körperliche Reaktion ist daher ein stummer Schrei und zeigt, wie sehr sie auf der seelischen Ebene überfordert ist. Die Angst ist übermächtig geworden, sie kann sie mit eigener Kraft nicht mehr bewältigen. So muß ihr Körper antworten und zum Ausdruck bringen, daß sie den Belastungen nicht weiter standhalten kann.

In ihrem stummen Schrei liegt die Botschaft, daß sie nicht wachsen, nicht stark sein kann mit der „Nahrung", die man ihr zuführt. So muß sie sich erst davon befreien, es den Betroffenen wieder „übergeben", um frei sein zu können für die anstehenden Lebensanforderungen. Damit sendet sie auch eine Botschaft aus, die nach vorne gerichtet ist. Zu Reifung und Entwicklung gehört auch die Fähigkeit, los zu lassen.

Mehr Unabhängigkeit

Neben offenen familiären und gesellschaftlichen Verpflichtungen, in die jeder Mensch gestellt ist, gibt es ein unsichtbares Netz von zwischenmenschlichen Aufträgen und moralischen Verpflichtungen, die unbewußt sind. Sind diese in einer Familie zu stark, entstehen Bindungen, die die persönliche Entwicklung des Einzelnen verhindern, wie es in Iris' Geschichte zu Tage kam. Sich aus diesem Netz zu befreien, ist sehr schwer und wird häufig nur unvollständig geleistet. Der Familie von Iris kann jedoch mit familientherapeutischen Gesprächen geholfen werden. Die Großmutter erscheint nie, trotz unserer freundlicher Einladungen. Für Iris und ihre Familie hat es sich jedoch gelohnt. Sie suchen sich jetzt eine neue Wohnung. Ein erster Schritt zu mehr Unabhängigkeit und Selbstbestimmung kann geschafft werden. Die Mutter sucht für sich eine eigene therapeutische Betreuung auf und gibt damit auch Iris ein Zeichen, daß sie in der Lage ist, für sich selbst zu sorgen. Iris geht es mittlerweile sehr viel besser. Die körperlichen Symptome sind völlig verschwunden und aus ihr ist ein selbstbewußtes Mädchen geworden.

Was passiert eigentlich bei psychosomatischen Beschwerden?

Psychosomatische Reaktionen wie z.B. Übelkeit oder Erbrechen sind „verkörperte Botschaften", eine Versprachlichung auf der Körperebene. Das, was eigentlich zum seelischen Erleben gehören sollte, findet im Körperlichen seinen Ausdruck und entwickelt dort mitunter eine Eigendynamik. Dies kann so weit gehen, daß die zugrunde liegenden seelischen Probleme oder auch die Beziehungsstörungen nicht mehr bewußt wahrgenommen werden. Konflikthaftes, Blockiertes, Abgespaltenes sind nicht mehr bewußt zugänglich und führen im Körper ein Eigenleben. Der Körper trägt jetzt den Konflikt. Somit handelt es sich immer um Konfliktlösungen auf der Körperebene und diese sind ebenso eine besondere Anpassungsleistung eines Menschen.

Seelisches und körperliches Erleben sind bei kleinen Kindern kaum voneinander zu trennen. Mit zunehmender Entwicklung finden die körperlich erlebten Zustände einen symbolischen, psychischen Ausdruck. Das Kind kann nun sagen, wenn es ihm schlecht geht oder was ihm fehlt.

Bei psychosomatischen Reaktionen findet eine Zurückversetzung des Psychischen in eine Körpersprache, in eine frühsymbolische Organsprache statt. Welches Organ dabei betroffen ist bzw. welches körperliche Symptom gewählt wird, ist nicht zufällig. Neben ererbten biologischen Voraussetzungen besitzt die „Organwahl" oft eine Familientradition. Entzieht sich zum Beispiel der Vater sehr häufig mit einem Migräneanfall einer für ihn ängstigenden Herausforderung, so lernt das Kind rasch, welche Möglichkeiten es selber hat, einer ähnlichen Situation zu entkommen.

Gertraud Finger

„Ihr verlangt von mir so viel, nun gebe ich euch mehr, als ihr haben wollt."

Einkoten als starker Protest

Martin ist zehn Jahre alt. Er wird in der Beratungsstelle vorgestellt, weil er seit etwa neun Monaten einkotet. Seine Eltern sind seit seinem vierten Lebensjahr geschieden. Der Junge lebt bei der Mutter. Seit der Scheidung vor sechs Jahren hat Martin seinen Vater nicht mehr gesehen. Vor ungefähr einem Jahr meldete der Vater sich wieder und bestand auf seinem Besuchsrecht. Er drohte, die Unterhaltszahlung einzustellen, falls die Mutter Besuche verhindern würde. Daraufhin räumte die Mutter dem Vater einmal im Monat einen Besuchstag ein. Nach drei Besuchen beim Vater begann das Einkoten des Jungen. Die Mutter sieht eine Beziehung zwischen dem Symptom des Kindes und den Besuchen beim Vater. Sie wünscht eine Änderung der Verkehrsregelung. Das Vormundschaftsgericht veranlaßt eine psychologische Untersuchung, um die Gründe für das Einkoten festzustellen und zur Frage der Besuchsregelung Stellung zu nehmen.

Ein herumgereichtes Kind

Martins Vorgeschichte ist nur bruchstückhaft zu erfahren. Die Mutter kann sich kaum an Ereignisse aus Martins

Kindheit erinnern und weiß auch auffallend wenig über sein augenblickliches Leben. Die Mutter hat den Jungen nicht immer bei sich gehabt. Er wurde häufig von anderen Menschen betreut, weil beide Eltern arbeiteten, um sich bestimmte Anschaffungen zu ermöglichen. Martin wechselte also in den ersten Lebensjahren häufig seine Bezugspersonen und seine Umgebung. Er wurde abwechselnd betreut von den Großeltern mütterlicherseits, von den Großeltern väterlicherseits, von einer Schwester der Mutter oder von Nachbarn. Manchmal blieb er ein Jahr lang in derselben Umgebung, manchmal nur zwei Wochen. Zwischendurch nahm die Mutter Martin zu sich, wenn sie gerade nicht arbeitete. Die Mutter sieht nichts Besonderes in diesem Hin und Her. Martin hat es ihr auch leicht gemacht. Nach ihrer Erinnerung hat er nie getrotzt und nicht geweint, wenn er wieder in eine andere Umgebung gebracht wurde. Er schien kein Heimweh zu haben. Wer auch immer Martin aufnahm, sagte zur Mutter, wie artig der Junge sei. Die Großmutter soll einmal gesagt haben: „Den kannst du mir immer bringen, der ist ja so brav und höflich."

Eine überforderte Mutter

Martins Eltern sind beide ungelernte Arbeiter mit häufig wechselnden Arbeitsstellen. Das Geld reichte oft nicht. Zwischen dem Ehepaar gab es häufig Auseinandersetzungen ums Geld. Jeder glaubte, der andere würde zu leicht Geld ausgeben. Kurz vor der Scheidung häuften sich diese Auseinandersetzungen. Nach Aussagen der Mutter hat Martin viel davon bemerkt. Nach Martins viertem Geburtstag trennten sich die Eltern. Zwei Jahre später heiratete die Mutter wieder. In dieser neuen Ehe wurden kurz nacheinander drei Mädchen geboren. Martin hat also drei Halbschwestern, die jetzt fünf, vier und zwei Jahre alt sind. Die Mutter führt heute neben ihrer Berufstätigkeit einen großen Haushalt und hat vier Kinder zu versorgen. Deshalb ist sie auf Martins Hilfe angewiesen und nimmt diese auch gerne in Anspruch.

Martin muß auf die jüngeren Schwestern aufpassen, mit ihnen spielen und manchmal auch für sie kochen. Die Mutter hat sich noch nie Gedanken gemacht, ob das nicht zuviel für einen Zehnjährigen ist. Insgesamt macht sie sich wenig Gedanken um Martin. Das Gespräch mit ihr verläuft schleppend und scheint sie zu langweilen. Alle Einzelheiten aus Martins Vorgeschichte müssen mühsam erfragt werden. Die Mutter ist gekommen, um eine Änderung des Besuchsrechts zu erlangen, damit das lästige Einkoten aufhört. Sie ist nicht gekommen, um über Martin und sein bisheriges Leben nachzudenken. Das Gespräch findet morgens um 8.30 Uhr statt, die Mutter wirkt müde und unkonzentriert, sie riecht nach Alkohol.

Der schweigende Vater

Martins Vater ist ein wortkarger Mann. Es ist ihm peinlich, daß er zu einem Gespräch kommen muß. Nach der Scheidung ging er einige Jahre zur See, „um den ganzen Ärger und den ewigen Streit zu vergessen". Dann kam er zurück und arbeitete als Fernfahrer. Zunächst wohnte er sehr ärmlich in einer Dachkammer und wollte Martin nicht dorthin holen. Als es ihm finanziell besser ging, hatte er Angst, den Jungen zu treffen, weil er ihn so lange nicht gesehen hatte. „Ich mag ihn gerne, aber was soll ich mit ihm machen, einen ganzen Nachmittag lang?" Erst als die Eltern des Vaters sich bereit erklärten, Martin an den Besuchstagen zu sich zu nehmen, bestand der Vater auf seinem Besuchsrecht.

An den Besuchstagen fahren Vater und Sohn gemeinsam zu den Großeltern, die in einer 30 km entfernten Stadt wohnen. Während dieser Autofahrt wird kaum gesprochen. Keiner weiß, was er dem anderen erzählen soll. Bei den Großeltern angekommen, spielt Martin mit den Nachbarskindern auf der Straße. Der Vater zieht sich dann meist zurück und beobachtet ihn durch die Gardine. „Ich muß mich ja auch daran gewöhnen, einen so großen Sohn zu haben“. Selten unternehmen beide etwas Gemeinsames. Sie waren schon einmal zu einem Fußballspiel und einmal im Zoo. Der Vater möchte gern besser mit Martin auskommen, aber er weiß nicht, wie er es anstellen soll. Martin läßt zu wenig erkennen, was ihn wirklich interessiert. Er ist mit jedem Vorschlag einverstanden. Der Vater schenkt dem Jungen häufiger etwas, und an jedem Besuchstag bekommt Martin 8 Mark Taschengeld. Über das lange Schweigen während der Hin- und Rückfahrt ist der Vater bedrückt. Er ist auch traurig darüber, daß Martin ihn nie mit „Vater“ oder „Papa“ angeredet hat. Der Junge vermeidet jegliche Anrede. Wenn es gar nicht anders geht, sagt er „du“.

Großmutters strenge Reinlichkeitserziehung

Wie die Reinlichkeitserziehung vor sich ging, weiß die Mutter nicht zu berichten. Als Martin mit etwas über drei Jahren zur Großmutter mütterlicherseits kam, war er noch nicht sauber. Aber es dauerte keine zwei Wochen, da hatte die Großmutter es geschafft. Mit welchen Methoden die Großmutter dieses Ziel erreichte, kann die Mutter nicht sagen. Sie wird wohl Druck ausgeübt haben, denn diese Frau gilt in der Familie als besonders streng.

Der Augenblick des Einkotens

Das Einkoten begann einige Monate nach dem ersten Zusammentreffen mit dem leiblichen Vater, den Martin mehrere Jahre nicht gesehen hatte. Früher kam es täglich vor, gegenwärtig nur noch zwei bis drei Mal in der Woche. Es geschieht stets, wenn der Junge auf dem Weg nach Hause ist, entweder auf dem Heimweg von der Schule oder an den Besuchstagen in dem Augenblick, in dem er das Auto des Vaters verläßt und in die Wohnung der Mutter geht. Beim Vater oder in der Schule passiert es nie. Zunächst hat die Mutter geschimpft und Martin geschlagen. Nach Rücksprache mit der Hausärztin versucht die Mutter, nicht mehr zu schimpfen. Es gelingt ihr aber nicht. Sie sagt: „Es macht mich ganz verrückt, daß er noch in die Hosen scheißt wie ein kleines Kind."

Die Schule – eine zusätzliche Belastung

Seit einem Jahr besucht Martin die Realschule. Die dort geforderten Leistungen kann er nicht bringen. Nach Aussagen der Lehrerin muß er die Klasse wiederholen. Die Lehrerin kann wenig über ihn sagen, da er so „unscheinbar" ist. Still und ruhig sitzt er auf seinem Platz und beteiligt sich nicht am Unterricht. Spricht die Lehrerin ihn an, reagiert er erschreckt, wird rot oder blaß und sagt selten etwas. Er tut ihr dann leid, und sie vermeidet immer mehr, ihn anzusprechen. In der Pause wird er hauptsächlich mit den „negativen Elementen" der Klasse gesehen. In dieser Gruppe ist er nur Mitläufer. Er steht am Rand und scheint die frechen Kinder zu bewundern.

Die Ergebnisse im Intelligenztest sind knapp durchschnittlich. Martin bringt zwar gute Leistungen im Bereich des logischen Denkens, aber bei Aufgaben, die mit

Anregungen der Umwelt zusammenhängen (Wortschatz und Allgemeinwissen), versagt er. Im Gespräch sagt er, daß er nicht gern zur Schule geht. Er glaubt, dumm und unbegabt zu sein und es nicht zu schaffen. Er schämt sich wegen seiner mangelnden Leistungen und ist traurig, daß die Eltern so oft über schlechte Arbeiten schimpfen. Die Mutter berichtet noch, daß Martin an den Fingernägeln kaut, seitdem er die Realschule besucht, und zwar so sehr, daß es manchmal zu Nagelbettentzündungen kommt.

Die fordernden Schwestern

Wir wissen schon, daß Martin oft seine kleinen Schwestern versorgen muß. Er spielt mit ihnen, liest ihnen vor und manchmal kocht er auch für sie. Nach Aussagen der Mutter mag Martin die Mädchen gern, denn er zankt niemals mit ihnen. Er läßt sich viel von ihnen gefallen. Die Mädchen dagegen schimpfen öfter mit Martin und manchmal schlagen sie ihn sogar. Doch er weiß, daß er nicht zurückschlagen darf, „denn sie sind ja noch so klein". Von seinem Taschengeld kauft er oft für die Schwestern Süßigkeiten. Kommt er aus der Schule, so entreißen sie ihm die Schultasche, um zu sehen, ob er ihnen etwas mitgebracht hat. Wenn sie nichts finden, werden sie böse. Erhält Martin vom Vater größere Geldbeträge, so beschenkt er zunächst die Schwestern, der Rest kommt in die Spardose. Nur selten leistet sich Martin die gleichen Süßigkeiten, welche er den Schwestern schenkt. Spielzeug oder andere Gegenstände, die einen Jungen interessieren, hat er sich noch nie gekauft. All dies erzählt er ohne innere Beteiligung. Anzeichen von Wut oder Ärger sind nicht zu erkennen.

Der brave Junge

Während der psychologischen Untersuchung wirkt Martin farblos und freundlich. Willig übernimmt er jede gestellte Aufgabe, doch wirkt er dabei unbeteiligt. Er freut sich nicht, wenn ihm etwas gelingt und ist auch nicht wütend oder beschämt, wenn er eine Aufgabe nicht lösen kann. Martin läßt sich nicht aus der Reserve locken. Sein Verhältnis zu den Schwestern findet er ganz normal und richtig. Mehrere provozierende Fragen, die ihm nahelegen, daß er auf die Schwestern auch einmal böse sein darf, verneint er. Er meint, daß es ganz natürlich ist, wenn der ältere Bruder, der ja mehr besitzt, den kleineren Schwestern etwas abgibt. Selbst in Tests, in denen er nicht über sich selbst, sondern über andere Kinder sprechen soll, sind keine Aggressionen zu erkennen. Nur ein einziges Mal kommen sie andeutungsweise zum Ausdruck: Soll er den Satz „Er mag keine Kinder ...“ ergänzen, so fährt er fort: „... die jünger sind als er“. Diesen Satz erklärt er später: „Weil er sie dann nicht hauen kann.“

Martin läßt sich von seinen Schwestern ausnutzen, ja er wird von seiner ganzen Umgebung zu einer Selbstlosigkeit gezwungen, die seinem Alter nicht entspricht. Er ist ein aggressiv gehemmter und artiger Junge, der sich selbst nicht verteidigen kann. Eigene Vorstellungen, Wünsche und Bedürfnisse hat er so weit unterdrückt, daß er sie gar nicht mehr spürt. Zwei Wochen vor Weihnachten ist dieser zehnjährige Junge nicht fähig, einen einzigen Wunsch zu äußern. Während der psychologischen Untersuchung darf er sich von einem Zauberer etwas wünschen. Doch auch hier meldet er keine eigenen Bedürfnisse an, sondern wünscht sich Geld für die Mutter, eine schöne Wohnung und ein Auto für sie.

Einkoten als Botschaft

Auffälligkeiten von Kindern sind vielschichtig. Deshalb hat ein kindliches Symptom selten eine einzige Erklärung, sondern meistens mehrere. Auch Martins Einkoten können wir auf mehrfache Weise deuten. Die wichtigsten Botschaften sind wohl:

„Ich stinke euch weg!“ Martin ist ein überangepaßter, lieber Junge. Aber er kotet in bestimmten Situationen ein und zeigt damit ein Verhalten, das nicht zu einem artigen Kind paßt. Denn das Einkoten ist für seine Umgebung ärgerlich, es macht Arbeit. Seine verschmutzte Wäsche ist für die anderen ekelhaft. Martin stinkt. Vielleicht will er damit sagen: „Es stinkt mir. Mir wird alles zu viel.“ Jemandem, der stinkt, kommt man nicht zu nahe. Durch seinen Geruch schafft Martin Abstand zu den Menschen seiner Umgebung und rettet sich damit vor Übergriffen. Er grenzt sich ab und hält die anderen damit auf Distanz.

„Ich gebe euch mehr, als euch lieb ist!“ Martin hat bisher stets getan, was von ihm verlangt wurde, ohne sich zu wehren. Nun wehrt sich sein Inneres gegen diese unnatürliche Selbstlosigkeit. Mit dem Einkoten wird deutlich gemacht, was er selbst nicht sagen kann. Sein Körper protestiert, indem er nicht mehr so funktioniert, wie die Umgebung es erwartet. Er wehrt sich dagegen, eigene Wünsche und Bedürfnisse zu unterdrücken. Schwidder (zitiert bei Dührssen 1967, S. 303) bezeichnet das Einkoten als „eine aggressive Karikatur andressierter Gebefreudigkeit“. Wenn die Selbstlosigkeit immer weiter gesteigert wird, verkehrt sich das von der Umgebung so positiv erlebte Verhalten ins Negative und wird damit zur Karikatur. Würde man Martins Verhalten in Worte übersetzen, so hieße es etwa: „Ihr verlangt von mir, daß ich so viel hergebe, nun gebe ich euch sogar noch mehr, als euch lieb ist.“

„Ich habe Angst!“ Wenn wir den Augenblick des Einkotens betrachten, ist noch eine dritte Botschaft zu erkennen. Martin kotet nicht in der Schule oder beim Vater ein, sondern nur zu Hause oder auf dem Weg nach Hause, wenn die Schwestern schon hinter der Tür auf ihn warten. Wir wissen, daß die Bewegungen des Darms auch durch psychischen Druck aktiviert werden. Heftiger Stuhldrang, manchmal auch Durchfall kurz vor Prüfungen, ist etwas Bekanntes. Martin geht es wie einem Prüfungskandidaten, der vor lauter Erwartungsangst und heftigen Zweifeln, ob er die kommende Situation besteht, dringend zur Toilette muß. Doch der Druck auf Martin ist so stark, daß er den Weg zur Toilette nicht mehr schafft.

Was haben Einkoten und Hergeben miteinander zu tun?

Die Reinlichkeitserziehung ist der Entwicklungschritt, bei dem ein Kind seine ersten Erfahrungen in den Bereichen des Hergebens, Besitzens und Bekommens macht. Sie findet in einer Zeit statt, in der das Kind gerade probiert, sich selbst zu behaupten. Es will alles selber machen („alleine“) und alles behalten („meins, meins“). Das neu erworbene Besitzstreben gerät in Gegensatz zu den Forderungen der Umwelt, sauber zu werden. Ein Kleinkind hat noch keine Ekelgefühle seinem Stuhl gegenüber. Es erlebt ihn als etwas Positives, etwas zu ihm Gehöriges, als sein eigenes Produkt. Wird es nun gezwungen, dieses zu einer bestimmten Zeit und an einem von der Umgebung bestimmten Ort herzugeben, so erlebt das Kind dies als einen Eingriff in seine gerade erworbene Selbständigkeit. Dann erfährt das

Kind, daß es hergeben muß. Ihm wird etwas weggenommen. Es kommt zu keinem Austausch, in dem das Kind freiwillig gibt und dafür Zuwendung und Anerkennung bekommt. Bei einer zu frühen und zu strengen Reinlichkeitserziehung kann es deshalb zu Störungen bei der Stuhlentleerung kommen, ebenso bei der inneren Einstellung zum Besitz.

Wie ist Martins Nägelkauen zu erklären?

Gefangene Tiere zeigen Verhaltensweisen, die man mit dem Nägelkauen vergleichen kann. Affen im Käfig zum Beispiel führen Beiß- und Reißbewegungen am eigenen Körper durch, Hühner in Legebatterien rupfen sich die Federn aus und Pferde zerbeißen ihre Futterkrippen. Ähnliche Verhaltensweisen sind bei Tieren in freier Wildbahn nie beobachtet worden. Die Störungen stellen sich ein, wenn Tiere eingeengt werden und etwas entbehren müssen, das für sie notwendig ist. – Martin wird zwar nicht eingesperrt, er lebt aber in einem „psychischen Käfig“ und gleicht damit Tieren in Gefangenschaft. Seine Lebensmöglichkeiten sind begrenzt; lebenswichtige Äußerungen wie Durchsetzungsvermögen und Aggressivität werden behindert. Dieses kann einen inneren Druck erzeugen, der noch durch den äußeren Druck der schulischen Überforderung erhöht wird. Doch Martin ist zu artig und zu gehemmt, um sich diesem Druck zu widersetzen oder ihn in Aggressionen abzureagieren. Die Aggression findet nur im Nägelkauen ihren Ausdruck und wird gegen die eigene Person gewandt.

Ist der Vater für Martins Einkoten verantwortlich?

Martin kotet ein, seitdem er wieder Kontakt zum Vater hat und besonders dann, wenn er aus dem Auto des Vaters in die Wohnung der Mutter läuft. Die Mutter glaubt an die Schuld des Vaters und will deshalb die Besuche unterbinden. – Seit den Besuchen beim Vater hat sich in Martins Leben etwas Wesentliches verändert. Der Junge, der sich stets anpassen und etwas hergeben mußte, bekommt nun selbt etwas zur freien Verfügung. Er wird gefragt, was er an den Besuchstagen machen möchte. Obwohl er sich selbst noch nichts ausdenken kann, gilt doch seine Meinung. Diese neue Situation läßt ihn die alte kritischer erleben. Die Gebe-Situation wird für ihn noch schwieriger: Er muß mehr abgeben, weil er mehr bekommt und er muß etwas abgeben, was ihm allein geschenkt wurde. Der innere Protest gegen seine schon zu lange eingeübte Hergabebereitschaft wird größer. Er kotet gerade in dem Augenblick ein, in dem er mit den Geschenken des Vaters nach Hause kommt und die Schwestern schon wartend hinter der Tür stehen. Der Vater ist also nicht Verursacher des Einkotens, er löst es aber aus, weil sich Martins Leben durch den Kontakt zum Vater verändert hat.

Entwicklung der Störung

Wenn wir Martins Geschichte noch einmal betrachten, können wir erkennen, wie sich die Störung aufbaut. Martins Leben verläuft wie eine Spirale. In jeder Entwicklungsstufe wird die früh gelernte Verleugnung eigener Bedürfnisse verstärkt, bis es nicht mehr weitergeht und sein Körper rebelliert. Diese Entwicklung wird im folgenden schematisch dargestellt:

Säuglingsalter: Wenig Zuwendung, wenig Schutz, häufiger Wechsel der Bezugspersonen. Dies kann Martin nur ertragen, indem er emotional gleichgültig wird.

Vorschulalter: Zuwendung nur als Lohn für artiges, angepaßtes Verhalten. Strenge Reinlichkeitserziehung, Auseinandersetzung der Eltern ums Geld, kein Trotz, keine Selbstbehauptung.

Grundschulalter: Trennung der Eltern, Kontaktabbruch zum Vater, Heirat der Mutter, Geburt dreier Schwestern, erhöhte Anforderungen zur Unterstützung der Mutter, Forderung nach Selbstlosigkeit und Hergabebereitschaft.

Realschulalter: Zu den häuslichen Pflichten kommt eine schulische Überforderung.

Neuerliches Auftreten des Vaters: Martin bekommt zum ersten Mal Geschenke. Dadurch wird sein ständiges Hergeben und sein braves Verhalten in Frage gestellt. Die bisher zurückgedrängten Aggressionen bahnen sich einen Weg. Sie zeigen sich verdeckt im Einkoten und im Nägelkauen.

Beratungsvorschläge

Änderung der Stellung innerhalb der Familie. Am wichtigsten erscheint es, Martins Stellung innerhalb der Familie zu verändern. Mit der Mutter wurde besprochen, daß Martin sich gegenüber den Geschwistern behaupten muß. Sein Taschengeld soll ihm allein gehören und die Geschwister dürfen keine Forderungen an ihn stellen. Vorübergehend will die Mutter allen Kindern täglich dieselben Süßigkeiten geben, die Martin sonst den Schwestern geschenkt hat. Die Mutter will auch die Inanspruchnahme des Jungen im Haushalt einschränken.

Änderung der schulischen Anforderungen. Martin ist schulisch überfordert, eine Tatsache, die ihn sehr belastet. Deshalb wird ein Wechsel zur Hauptschule vorgeschlagen. Dort könnte Martin seinen Fähigkeiten Entsprechendes leisten und brauchte seine Mißerfolge nicht durch Verhaltensauffälligkeiten zu kompensieren.

Änderung der Beziehung zum Vater. Martin hat seinen Vater sechs Jahre lang nicht mehr gesehen. Beide sind sich fremd geworden. Martins Bild vom Vater wird durch die Erinnerung an die Auseinandersetzungen mit der Mutter vor der Scheidung bestimmt. Diese alte Vorstellung muß durch neue gemeinsame Erlebnisse überwunden werden. Die Beziehung zum Vater ist auch deshalb wichtig, weil Martin von ihm nicht zur Selbstlosigkeit angehalten wird. Der Vater braucht jedoch Hilfe, weil er nicht weiß, wie er seinem Sohn näherkommen kann. Zu diesem Thema sind einige Beratungsgespräche geplant. – Weil der Vater für Martins Entwicklung eine große Hilfe werden kann, wird eine Änderung der Besuchsregelung nicht für erforderlich gehalten.

Hilfe bei der Entwicklung der Persönlichkeit des Jungen

Beide Eltern zeigen im Gespräch Bereitschaft, mehr auf Martin einzugehen. Doch beiden sind durch ihre eigene Situation Grenzen gesetzt. Deshalb braucht Martin selbst Unterstützung. Weil seine Störung schon in frühester Kindheit begann und sich bei jedem Entwicklungschritt verfestigte, erhält Martin eine Spieltherapie. Sie soll ihm helfen, seine frühen Wunden zu heilen und die Welt anders kennenzulernen als bisher. So kann er mit der Zeit den Mut gewinnen, seine eigenen Bedürfnisse zu äußern und zu verteidigen. Mit dem Verschwinden des Einkotens ist Martin noch nicht geheilt. Er muß auch die dahinterstehende aggressive Gehemmtheit überwinden, die den Jungen sonst immer wieder in Schwierigkeiten bringen würde.

Traudel Simon

„Ich halte lieber den Mund, bevor ich meinen Vater verrate."

Schweigen aus Angst – Schweigen als Waffe

Im Gegensatz zu den vorhergehenden Geschichten ist dies eine Geschichte ohne guten Ausgang, ohne richtiges happy end. Die letzte unserer Familiengeschichten handelt von einem schweigenden Mädchen. Die Störung, die uns dieses Mädchen zeigt, nennt man im Fachjargon Mutismus. Dieser Begriff kommt von dem lateinischen Wort mutus und heißt übersetzt stumm. Mit dieser Diagnose werden Kinder belegt, die in ganz bestimmten Situationen nicht sprechen, stumm verharren, auch wenn sie angesprochen werden. Es ist ein eindrückliches Symptom bei Kindern, zeigt es doch gerade, wie sehr eine Verhaltensstörung im Grunde eine Beziehungsstörung ist. Kinder, die uns den sprachlichen Kontakt verweigern, obschon sie der Sprache mächtig sind, bringen uns an unsere Grenzen. Wie schwierig es ist, hinter dem Schweigen mutistischer Kinder die individuelle Botschaft zu entschlüsseln, liegt auf der Hand. Da diese Kinder meist nur zu Hause oder mit sehr vertrauten Menschen sprechen, bleibt außenstehenden Personen ein wichtiger Kanal der Verständigung, der auch Verstehen ermöglicht, von vorne herein verwehrt. So handelt die folgende Geschichte im wesentlichen von meinen Irrungen und Wirrungen auf der Suche nach dem, was uns die schweigende Julia sagen möchte, was sie verbirgt, wovor sie sich schützen muß und wovor sie Angst hat. Bei schweigenden Kindern ist man sehr auf sich allein gestellt und die Auffindung der persönlichen Botschaft des Kindes gleicht einem Rätselraten.

Schweigen macht hilflos und aggressiv

Julia ist sieben Jahre alt und geht in die erste Klasse der Grundschule. Die Lehrerin macht sich große Sorgen um sie. Das erste Schulhalbjahr war vergangen und Julia hat sich bisher noch nie gemeldet. Wenn die Lehrerin sie anspricht, so antwortet sie nicht. Sie senkt den Blick und starrt bewegungslos auf den Boden. Im Sportunterricht sitzt sie meistens still in einer Ecke und weigert sich teilzunehmen. Auch im Umgang mit den Mitschülern ist sie sehr zurückhaltend und schüchtern, so daß sie von den anderen bereits links liegen gelassen wird mit der Äußerung: Die spricht ja doch nicht! So gut es geht, versucht die Lehrerin, auf Julia einzugehen. Sie kommt dabei jedoch immer wieder selbst an ihre Grenzen und fühlt sich zunehmend hilflos. In einem vertraulichen Gespräch gesteht sie, daß sie eine tiefe Traurigkeit bei diesem Kind spürt, die ihr selber ungemein weh tut, und sie an ihre eigene traurige Geschichte erinnert. Doch spürt sie ab und zu aggressive Regungen dem Mädchen gegenüber, die mitunter so stark sind, daß sie sie am liebsten ohrfeigen würde, um sie wach zu rütteln, sie zu erreichen. Das erschreckt sie und sie empfindet tiefe Schamgefühle darüber.

Zuhause ein völlig anderes Kind

Die Mutter kann diese Klagen der Lehrerin nur schwer nachvollziehen. Sie berichtet, daß Julia zu Hause sehr aufgeweckt ist, sich wie ein ganz „normales" Kind benimmt. Sie plappert, singt meist fröhlich den ganzen Tag vor sich hin und muß tatsächlich mitunter zur Ruhe aufgefordert werden. In ihrem Tatendrang vergißt sie häufig, was sie sich zuvor vorgenommen hat und läßt sich von einer Tätigkeit zur anderen treiben. Doch spürt die Mutter auch Julias Sensibilität, Kränkbarkeit und Kindlichkeit. In ihre Schranken verwiesen, tröstet sich das Mädchen, indem es wie ein Kleinkind am Daumen lutscht oder nach Süßigkeiten verlangt. In Bezug auf die Zurückgezogenheit Julias in der Schule räumt die Mutter ein, daß sich Julia im Kindergarten ähnlich verhalten hat. Doch waren sich alle einig, daß sich die Schüchternheit schon irgendwann mal geben werde. Aus diesem Grunde schenkte man bisher Julias Schweigen außerhalb der Familie keine weitere Beachtung.

Unterstützt wird sie in dieser Haltung vom Vater, der absolut kein Verständnis für Julias Probleme zeigt, auch als diese in der Schule drängend werden. Jede Art von Hilfsangeboten wehrt er ab und bagatellisiert Julias Schwierigkeiten.

Schweigsame Kinder sind pflegeleicht

Was wir bisher von Julia erfahren haben, können wir so häufig bei schweigenden Kindern erleben. In ihrem vertrauten Familienumfeld sind sie meist munter, aufgeweckt und redselig. Begegnet man ihnen außerhalb ihrer Familie, so kann man fast nicht glauben, daß es sich um ein und dasselbe Kind handelt.

Im Blickkontakt vermeidend, schweigsam und still, fallen diese Kinder lange nicht auf und „laufen mit“. Sie sind „pflegeleicht“ wie Julia, von der wir weiter erfahren können, daß sie das zweite Kind von insgesamt vier Geschwistern ist. Der Vater ist beruflich viel unterwegs, so daß die Mutter im wesentlichen die Kinder allein versorgt. Sie klagt über zeitweilige Überforderung, daß der Haushalt und die Kindererziehung sie doch sehr belasten und sie den Kindern nicht gerecht werden kann. In besonders streßreichen Situationen, in Momenten der Verzweiflung, wenn sie so gar nicht weiter weiß, schlägt sie die Kinder auch. Sie ist insgeheim sehr froh, in Julia ein recht pflegeleichtes Kind zu haben.

Die Forderung der Gesellschaft nach einem weiteren Entwicklungsschritt

Das eigentliche Problem schweigender Kinder, so wie es auch bei Julia der Fall war, wird meist erst zum Zeitpunkt des Schuleintritts erkannt. In der Schule wird verlangt, daß ein Kind sich meldet, sich am Unterricht beteiligt und in Kooperation mit anderen Kindern aktiv Aufgaben bewältigt und löst. Ein Kind muß den Entwicklungsschritt zur Schulfähigkeit gemeistert haben und dazu gehören nicht nur intellektuelle Fähigkeiten, sondern weit mehr.

Was gehört zur Schulfähigkeit?

Körperliche Schulreife: Eine Streckung im Längenwachstums muß vollzogen sein, wobei der Kopf zum Körper relativ kleiner wird, so daß das Kind mit dem Arm um den Kopf greifen und das andere Ohr berühren kann (das sogenannte Philippinermaß). Auch sollte der Zahnwechsel bereits begonnen haben.

Ausreichende Begabung und Intelligenz, um die schulischen Leistungsanforderungen bewältigen zu können.

Soziale Fähigkeiten, um sich in das soziale Leben der Schule einfügen zu können. Dazu gehören unter anderem die Fähigkeit zur Rücksichtnahme, die Unterordnung eigener Interessen unter die des Klassenverbandes, Konfliktfähigkeit und Integrationsfähigkeit.

Eine gute Arbeitshaltung und Motivation, um den Anforderungen zu genügen. Dazu gehören unter anderem Konzentrationsfähigkeit, Leistungsmotivation und Ausdauer.

Ausreichende emotionale Stabilität: Dazu gehören unter anderem eine gewisse Selbständigkeit, Freude an der Arbeit, die Fähigkeit zur Selbststeuerung und die Fähigkeit, sich neuen sozialen Situationen angstfrei zu stellen.

Schulfähigkeit ist demnach etwas, was die Umwelt, die Gesellschaft von einem Kind in einem bestimmten Alter verlangt und erwartet!

Unsere schweigenden Kinder haben diesen Entwicklungsschritt nicht ganz vollzogen und müssen demnach in der Schule auffallen. Sie stören nicht im eigentlichen Sinne, können jedoch in dieser neuen Situation nicht bestehen aufgrund ihrer Unfähigkeit, sich im Klassenverband zu bewähren.

So ist es auch bei Julia. Zunächst wird sie ganz normal eingeschult und geht ganz gerne in die Schule. Doch im Laufe des ersten Schuljahrs haben sich die Klassenkameraden wegen ihrer Schweigsamkeit von ihr zurückgezogen. Und so konnte sie bislang auch noch keine Freundinnen finden. Julia scheint darunter offensichtlich nicht zu leiden, so bewerten es zumindest die anderen, da sie hartnäckig an ihrem schüchternen Verhalten festhält.

Nur die Lehrerin spürt den möglichen, dahinter liegenden Kummer. Für sie ist es auch schwierig, Julia leistungsmäßig zu beurteilen, wozu sie sich immer mehr gezwungen sieht, obschon sie dem Kind gerne mehr Zeit zur Entfaltung gegeben hätte. Die Hausaufgaben sind weitgehend in Ordnung, erzählt sie, doch ist es offensichtlich, daß sie zum Teil von der Mutter oder den älteren Geschwistern erledigt werden. Bei den Arbeiten und schriftlichen Überprüfungen in der Schule schneidet Julia meist sehr schlecht ab. Da sie dies mit mündlichen Leistungen nicht ausgleichen kann, genügt sie immer weniger den schulischen Leistungsanforderungen.

Das traurige, nicht genügende Kind

Nach den Gesprächen mit der Lehrerin und Julias Mutter sehe ich das Mädchen in meiner Praxis. In ihrem Blick liegt eine große Traurigkeit. Sie spricht nicht spontan, beantwortet auch keine Fragen und weicht dem Blickkontakt aus. In allem macht sie zwar willig mit, zeigt jedoch keinerlei Gefühlsausdruck in der Mimik und Gestik. Sie erscheint bewegungslos und starr.

In der Intelligenztestung, die vorwiegend sprachfrei durchgeführt wird, erzielt Julia durchweg schwächere Ergebnisse. Nach diesen Resultaten wäre sie sonderschulbedürftig. Sind die schlechten Ergebnisse eine Folge ihrer gehemmten, traurigen Grundstimmung oder eine wirkliche Lernbehinderung? Kommt ihre Sprechverweigerung vielleicht aus einer Überforderung in der Schule, die sie in ihrem Selbstwertgefühl, das sich bei Schulkindern sehr oft über Leistung nährt, beeinträchtigt? Offensichtlich ist, daß sie sich ungenügend fühlen muß, da ihre Mutter häufig stundenlang mit ihr zu Hause übt und ihr gar die Hausaufgaben teilweise abnimmt. Immer wird ihr vor Augen geführt, daß sie den zunehmenden schulischen Leistungsanforderungen nicht gerecht wird. Sind dies die Ursachen, die sich hinter dem traurigen, hoffnungslosen Blick des Kindes verbergen?

Nach all dem, was wir von Julia bisher wissen, könnte die Botschaft etwa so lauten: „Ich halte lieber den Mund, aus Angst davor, daß herauskommt, daß ich gar nicht so gut bin! Die anderen sind ohnehin besser, doch wenn ich schweige, fällt das gar nicht auf."

Oder könnte sie etwa folgendermaßen lauten: „Ich merke, daß ich gar nicht so gut bin, ich spüre meine Grenzen, aber die anderen halten mich für gut und wollen, daß ich gut bin."?

Das Familiengeheimnis

Julias Vorstellung bei mir löst einige Turbulenzen in der Familie aus. Der Vater ist sehr aufgebracht, daß die Mutter dem Drängen der Lehrerin nachgegeben hat und Julias Probleme abklären will. Er weigert sich strikt, an irgendeinem Gespräch darüber teilzunehmen und entfacht damit einen heftigen Familienstreit. Seine Einstellung zu Julias Schwierigkeiten formuliert er in einem Satz: „Was soll der Quatsch, das Kind hat doch keine Probleme!" Er verharmlost die Situation, indem er sie völlig negiert.

In einem vertraulichen Gespräch mit der Mutter gesteht sie ihre Vermutung, daß durch Julias Situation in der Schule der Vater an eigene Wunden und Kränkungen erinnert wird. Er war einst in der Sonderschule für Lernbehinderte und hat Zeit seines Lebens mit dem Gefühl zu kämpfen gehabt, daß er eigentlich nicht dahin gehörte. Immer wieder betonte er, daß man ihn ungerecht behandelt hat und er das Opfer eines Schulirrtums wurde. Er konnte sich nie mit dem zufrieden geben, was er erreicht hatte. Die Familie, insbesondere die Kinder, litten und leiden darunter, weil er im Grunde nie die eigenen Möglichkeiten und Grenzen anerkennen und wahrnehmen wollte und andere, seien es Lehrer oder das Schulsystem, für schlechte Leistungen verantwortlich macht.

Die Art und Weise, wie die Familie, besonders der Vater, mit Leistungsproblemen umgeht, ist modellhaft für Julia. Kinder verinnerlichen bekanntermaßen ganz bestimmte Strukturen des alltäglichen Umgangs mit Problemen. In Julias Schweigen steckt offensichtlich auch eine Form von Geheimhaltung, eine Geheimhaltung familiengeschichtlicher Zusammenhänge, ein Familiengeheimnis. Die Familiengrenzen sind eng, keiner darf wagen, den Mund aufzumachen und der Realität Ausdruck zu verleihen. Julia drückt diese Familiendynamik in eindrücklich bildhafter Weise in ihrer „Störung", ihrem Symptom aus.

Die stumme Botschaft ihres Schweigens lautet demnach: „Ich halte lieber den Mund, es könnte ja rauskommen, daß mein Vater in der Sonderschule war! Ich halte lieber den Mund, bevor ich meinen Vater verrate. Es könnte ja rauskommen, daß wir gar nicht so gut sind, wie wir vorgeben zu sein und wie wir auch denken wollen, daß wir sind." Julia hält also lieber den Mund. Die zunehmenden Leistungsanforderungen in der Schule und das Spüren eigener Grenzen lösen Angst bei ihr aus, die Angst, auch sie könnte in die Förderschule kommen. Der Zorn und die Enttäuschung des Vaters wären ihr gewiß. Sie ist Gefangene in einem Loyalitätskonflikt und löst ihn dadurch, daß sie „gut" zum Vater sein will und treu zu ihm hält.

Julias Stummheit ist eine Liebeserklärung an den Vater und ein stummes Nein zu anderen Menschen außerhalb der Familie. Dieses Nein ist mißtrauisch, aggressiv und zugleich ängstlich getönt und verhindert jegliche Beziehungsaufnahme nach außen.

„Die böse Außenwelt" – eine nur allzu menschliche Haltung

Das Mißtrauen und die Angst schweigender Kinder rührt nach meinen Beobachtungen oft daher, daß sie gelernt haben, die Außenwelt als böse zu betrachten. Alles Bedrohliche, Gefährliche und Minderwertige ist wie ein Schatten nach außen verlagert und macht Angst. Da ist der böse Nachbar, die ungerechte Lehrerin, andere Kinder, die einen nur ärgern wollen oder gar gemeine Absichten hegen. Nicht immer ist der Nachbar wirklich böse, nicht immer wollen die anderen dem Kind wirklich Übles zufügen. Es genügt oft nur die Vorstellung und Überzeugung, daß es so sein könnte, was Kinder zu mißtrauischem Schweigen oder zu anderen Schutzreaktionen veranlaßt. Das sind Haltungen, die in den ersten Lebensjahren gelernt werden und meist nur schwer korrigierbar sind.

Die Außenwelt verkörpert dann all das, was nicht akzeptabel, nicht erwünscht ist und das Bild von sich selbst als guten Menschen stört. So kann die Verantwortung für die ureigensten Probleme, für das eigene Unzulängliche, für das, was als minderwertig empfunden wird, abgegeben werden. Eigene Grenzen dürften nicht wahrgenommen werden, die Schuld für eigenes Versagen und Ungenügen wird den anderen zugesprochen. Auch kann man so insgeheim seine eigene Wertigkeit auf Kosten anderer Menschen aufbauen, ohne sich selbst realistisch ansehen zu müssen.

Das ist ein ganz menschlicher Mechanismus mit dem

Ziel, das Selbstwertgefühl einigermaßen stabil zu halten. Was für den einzelnen Menschen gilt, ist aber auch übertragbar auf ein System, wie es ein Familienverband darstellt. Häufig ist festzustellen, daß in einer Familie von den einzelnen Mitgliedern ein ganz ähnliches Muster im Umgang mit bestimmten Problemen gewählt wird. In Julias Familie war dies der typische Umgang mit Leistung, nämlich daß die Unfähigkeit anderer Menschen für eigene Mängel verantwortlich gemacht wurde.

Vertraute und erprobte Sichtweisen zu korrigieren ist so schwer

Das Familiengeheimnis scheint durch die Botschaft Julias, wie es weiter oben formuliert wurde, gelüftet, doch weigert sich der Vater weiter hartnäckig, zu den Gesprächen zu kommen. Er ist, wie so viele Eltern, nicht in der Lage, Julias Schwierigkeiten für sich als Entwicklungschance zu erkennen. Julia wird in der Folgezeit zwar umgeschult, der Konflikt in der Familie schwelt jedoch weiter. Auch der Versuch einer therapeutischen Betreuung des Kindes scheitert nach einigen Sitzungen. In Julias Fall ist die Familie in tragischer Weise nicht bereit, alte Denkgewohnheiten und Einstellungen zu überprüfen. Dennoch hat das Kind Glück. Es findet in der neuen Schule eine sehr einfühlende, liebevolle Lehrerin, die sich unermüdlich um sie bemüht. Diese ist es schließlich auch, die Kontakt zu mir aufnimmt und wir erarbeiten zusammen Strategien, um Julia zwischenmenschlich besser zu erreichen. So vermeidet sie es von nun an, das Mädchen direkt anzusprechen und gibt ihrer Kontaktaufnahme zunächst einen beiläufigen Charakter. Zudem benutzt sie einen Kassettenrecorder, den Julia zu Hause besprechen kann und fördert bewußt bei ihr nichtsprachliche Aktivitäten.

So kann das Kind im Laufe der Jahre seinen Panzer des Schweigens ablegen.

Schweigen aus Angst – Schweigen als Waffe

Das Symptom des Mutismus enthält aber nicht nur Elemente von Angst, Resignation und Hilflosigkeit, sondern auch Elemente von Aggression in Form eines unausgesprochenen Neins zu anderen Menschen, wie es auch in den „Übersetzungen“ von Julias Botschaft deutlich wird. Dieses Nein ist etwas sehr aktives, weshalb ich meist von den schweigenden Kindern und nicht von den stummen Kindern spreche. Schweigen ist ein aktiver Vorgang, während Stummheit einen mehr passiven Zustand bezeichnet.

Das aktive Schweigen hilft, die Angst zu verringern und ist doch gleichzeitig ein machtvolles Instrument sozialer Kontrolle. Hinter der Sprechverweigerung eines schweigenden Kindes verbirgt sich meist eine große Angst vor dem anderen, aber auch die einzige Möglichkeit für das Kind, Kontakte und Beziehungen zu kontrollieren. Das Schweigen ist demnach auch eine verborgen aggressive Waffe, um Hilflosigkeit und Ängstlichkeit zu überwinden.

Doch verweigert damit das Kind Beziehung im weitesten Sinne. Das gestaltet den Umgang mit diesen Kindern und auch den therapeutischen Prozeß so ungemein schwer. Der Impuls, das Kind „schütteln“ zu wollen, wie es auch bei Julias erster Lehrerin der Fall war, ist eine häufige Aussage von Menschen, die mit schweigenden Kindern zu tun haben. Die Kinder wehren jede Kontakt- und Beziehungsaufnahme ab und lassen das Gegenüber in seinen wohlwollenden und gut gemeinten Bemühungen regelrecht „auflaufen“. Eltern dagegen sehen sich dem Verhalten des Kindes meist hilflos gegenüber, zumal sie es im häuslichen Rahmen ganz anders erleben.

Fragen, die zunächst zu stellen sind

- Fällt ein Kind schon im frühen Kindergartenalter durch starke ängstliche Zurückhaltung auf?
- Geht die zurückgezogene Haltung eines Kindes weit über eine natürliche Scheu und Schüchternheit hinaus?
- Hat es dadurch große Probleme, Anschluß an Gleichaltrige zu finden?
- Verweigert es in immer wiederkehrenden Situationen den verbalen Kontakt zu Außenstehenden (meist im Kindergarten, in der Schule und im Umgang mit Fremden), obschon es sprechen könnte?

Was steckt dahinter?

Viele Eigentümlichkeiten und die damit verbundenen Schwierigkeiten des mutistischen Symptoms konnten wir durch Julias Geschichte herausarbeiten. Neben der erhöhten Ängstlichkeit, aber auch der hartnäckigen und eigensinnigen Haltung dieser Kinder finden wir häufig Sprachentwicklungsverzögerungen, Lernbehinderungen und Entwicklungsverzögerungen, die die Kinder in ihrem sprachlichen Ausdruck hemmen. Dies muß jedoch nicht zwingend sein. Die Eltern sollten es aber in jedem Fall abklären lassen. Vor allem sollte zuvor eine medizinische Untersuchung erfolgen, um Schädigungen des Gehörs und der Sprechwerkzeuge auszuschließen.

Die Bedeutung der Familie bei der Entstehung der Störung wurde offensichtlich. Die Bindungen innerhalb der Familie sind eng und es bestehen nur wenige Kontakte nach außen, so daß Julia kaum eine vertrauensvolle Beziehung zur Umwelt entwickeln konnte. Enge Familiengrenzen, überbehütende Mütter, strenge Väter erschweren den „natürlichen, neugierigen Blick" des Kindes nach außen.

Sehr oft trägt der Mutismus ein Element von Wahrung eines Geheimnisses und schreit doch gleichzeitig danach, es an die Öffentlichkeit zu bringen. Schweigende Kinder senden eine stumme, aber mitunter sehr wirkungsvolle Botschaft aus. Das Geheimnis ist bei jedem Kind, bei jeder Familie ein anderes. Im Falle Julias mutet es recht harmlos an, handelt es sich „nur" um eine wahrscheinlich erblich bedingte Lernstörung in der Familie. Doch kann es sich auch um ein sehr viel gravierenderes Problem handeln, wie sexuelle Übergriffe, Gewalt und andere traumatisch erlebte Situationen, die verborgen bleiben müssen.

Hilfen

Wirksame Hilfen liegen bei einer zugrunde liegenden Lernbehinderung in einer geeigneten Beschulung, um eine Überforderung des Kindes zu vermeiden. Nachhilfeunterricht, Förderunterricht und eine verständnisvolle schulische Begleitung können die Schutzmauern der Kinder aufbrechen lassen. In jedem Fall sollte das Kind immer wieder durch freundliche Zuwendung ermutigt werden, vertrauensvolle Kontakte zu Fremden aufzubauen. Dies ist auch eine wichtige Voraussetzung, eventuelle, das Kind belastende Familiengeheimnisse aufzudecken. Um das Kind aus seiner sozialen Isolation herauszuholen, sollten Eltern vermehrt den Kontakt zur Außenwelt suchen. Im besten Fall vergrößern Eltern und Kind gemeinsam ihren Wirkungskreis mit Aktivitäten, die ihnen Spaß machen, wie zum Beispiel die Mitgliedschaft in bestimmten Vereinen, gemeinsame Fahrten mit dem Fahrrad. Es könnte vieles aufgelistet werden, je nach Vorlieben, die die Einzelnen besitzen.

Behindert das Kind sich selbst durch sein Schweigen in einer kindgerechten Entwicklung und ist das Ausmaß des Leides bereits hoch, so ist eine psychotherapeutische Hilfe, mitunter eine stationäre Aufnahme notwendig.

Gertraud Finger und Traudel Simon

Verhaltensstörungen als Entwicklungschance

Unsere Familiengeschichten haben gezeigt, wie das störende Verhalten von Kindern von der Umgebung zunächst abgelehnt und bekämpft wird und dann doch zu wichtigen Veränderungen für alle Familienmitglieder führt. Es ändert sich teilweise das Verhalten der Beteiligten, vor allem aber ändert sich ihre Einstellung. Ein solcher Wechsel wird möglich, wenn das störende Verhalten anders aufgefaßt wird, wenn die dahinter liegende Botschaft erkannt wird. Eine solche Botschaft zu erkennen ist nicht immer einfach, weil jeder Fall anders liegt. Es gibt hierzu keine allgemein gültigen Anweisungen und schon gar kein Trainingsprogramm. Dennoch können wir einige Hinweise geben, um es den Erwachsenen zu erleichtern, die kindliche Botschaft zu entschlüsseln. Am wichtigsten ist, daß die Eltern sich aus dem verwirrenden Knäuel von Beziehungen lösen und Abstand gewinnen.

Wer zu sehr beteiligt ist, verliert den Überblick

Wenn wir ein Gemälde eines impressionistischen Malers anschauen und dazu ganz nahe an das Bild treten, sehen wir nur viele bunte Punkte und Farbflächen. Erst wenn wir zurücktreten, fügen sich die bunten Punkte zu einem größeren Zusammenhang. Dann erkennen wir Gegenstände, sehen, wie sie zueinander in Beziehung stehen, und wir nehmen die Stimmung des Bildes auf. So geht es uns auch mit unseren störenden Kindern. Eine Mutter hat den ganzen Tag gegen ihren so schwierigen kleinen Sohn „gekämpft“. Sie ist so verzweifelt, daß sie ihn gar nicht mehr sehen will und sogar geschlagen hat.

Aber nach dem Abendessen mit ihrem Mann und einem kleinen Spaziergang hat sie wieder Abstand zu den Auseinandersetzungen des Tages. Sie tritt noch einmal an das Bett ihres Kindes. Nun beobachtet sie, wie „der kleine Teufel“ friedlich schläft und liebevoll seinen Teddy umarmt. Sie empfindet eine tiefe Zuneigung zu ihrem Sohn und glaubt sogar, daß er mit seinem Verhalten irgendwie Recht hatte. Warum konnte sie das vorher nicht sehen?

Hilfen bei der Entschlüsselung der kindlichen Botschaft

Tritt einen Schritt zurück! In dem Augenblick, in dem Eltern mit ihrem Kind „kämpfen“, haben sie keinen Blick mehr für die Gesamtsituation. Sie verfangen sich in dem Knäuel des Miteinanders, sehen nur noch das, was sie stört und erkennen nicht mehr, was ihr Kind wirklich will. Sie spüren nur noch ihre eigene Enttäuschung und Wut und verhalten sich entsprechend. Indem sie – bildlich gesprochen – einen Schritt zurücktreten, können sie mehr sehen und gewinnen auch gefühlsmäßig Abstand zur augenblicklichen Situation.

Schaue anders hin und schaue dich selbst an! Bevor wir das Verhalten eines Kindes bewerten und darauf reagieren, sollten wir innehalten. Wer innehält, kann dem Teufelskreis entkommen, wo sich Störung und Reaktion gegenseitig verstärken. Dann können wir die Dinge anders sehen als bisher und neue Fragen stellen. Es geht zunächst um eine Bestandsaufnahme. Wir fragen uns: „Was geschieht?“ und „Was soll das alles?“ Dabei ist es wichtig, nicht nur auf das störende Kind zu schauen, sondern auch auf sich selbst. Den eigenen Anteil an den Schwierigkeiten zu erkennen wird erleichtert durch die Fragen: „Warum stört mich das so?“ oder „Warum reagiere ich so stark?“

Frage, wie es dazu kommen konnte! Wenn Eltern sich dauerhaft durch ein Kind gestört fühlen, hängt das oft mit ihrer eigenen Vergangenheit zusammen. Dann ist es wichtig zu fragen: „Kenne ich dieses Verhalten?“ oder „Was hat es bisher in meinem Leben bedeutet?“ Oft erkennen Eltern dann, daß sie auf längst vergessene Gefühle und früher einmal eingeübte Reaktionen zurückfallen und sie mit dem kindlichen Verhalten verbinden, obwohl dazu kein Grund besteht.

Frage, wie es weitergehen soll! Der Blick zurück läßt manches deutlich werden, doch der Blick nach vorn kann eine Veränderung herbeiführen. Der Blick zurück fragt nach dem „Warum“. Der Blick nach vorne sieht einen Sinn im störenden Verhalten und sucht nach dessen Bedeutung. Nun wird gefragt: „Wozu stört das Kind?“ und „Was braucht es?“ und „Welche Veränderungen sind notwendig?“

Bewerte das kindliche Verhalten neu! Wenn das kindliche Verhalten die Umgebung stört, reagiert diese oft damit, daß sie auf Schwächen und Fehler des Kindes zeigt. Immer wieder wird herausgestellt, was das Kind noch nicht kann oder falsch macht. Auf diese Weise wird es voreilig als gestört oder gar als krank hingestellt. Eine solche Haltung verändert jedoch nichts, ganz im Gegenteil, sie verfestigt den beschriebenen Teufelskreis.

Wenn wir aber Abstand gewinnen und versuchen, „anders herum“ zu denken, erleben wir eine Veränderung, die nicht mehr aufzuhalten ist. Dann sehen wir auffälliges Verhalten nicht mehr als „störend“, sondern es wird für uns zu einem Alarmsignal. Das Kind will uns etwas sagen. Es zeigt uns irgendwie, was es braucht und was wir brauchen, um ein besseres Miteinander zu entwickeln.

Das Kind „beim Gutsein ertappen“. Weil Eltern die Aufgabe haben, ihr Kind zu erziehen, richten sie ihren Blick meist auf das, was es noch nicht kann oder falsch macht. Sie ertappen es bei seinen Unzulänglichkeiten und Fehlern und übersehen dabei leicht seine positiven Eigenschaften, nämlich was es schon kann und was es gut macht. Eltern können aber stattdessen nach positiven Erklärungen suchen, auch wenn diese vielleicht ungewöhnlich scheinen.

Wenn sie ihr Kind „beim Gutsein ertappen“, so erleben sie es anders und können sich ihm auch gefühlsmäßig anders zuwenden. Wenn die Eltern auf positives Verhalten reagieren, zeigen sie dem Kind auch, was es richtig macht und was erwünscht ist. Wenn Eltern nur schimpfen, wird dem Kind zwar gesagt, daß es die Eltern stört, es weiß aber noch lange nicht, wie es sich richtig verhalten soll.

Wunschvorstellungen anerkennen. Ein bekanntes Märchen beginnt mit dem Satz: „In alten Zeiten, als das Wünschen noch geholfen hatte ...“ Für Erwachsene gibt es diese Zeiten nicht mehr. Doch die Kindheit ist eine Zeit der Wunschvorstellungen. Mit seinen Wünschen träumt das Kind sich seiner Zukunft entgegen und bereitet sich so auf spätere Lebensziele vor. Wenn die Gegenwart belastend ist, wünscht das Kind insgeheim eine Veränderung. Doch es kann diesen Wunsch manchmal nur durch störendes Verhalten zum Ausdruck bringen.

Aus unseren Wünschen kommt die Kraft, die unser Leben verändern kann. Wer keine Wünsche mehr hat, ist hilf- und hoffnungslos. Kinder befinden sich noch tiefer in einer Welt der Wunschvorstellungen als wir Erwachsene. Sie spüren meistens genau, was sie brauchen, um sich zu entfalten. Man könnte auch sagen, Kinder besitzen ein tiefes Wissen um ihre eigenen Wunschvorstellungen und deren Verwirklichung. Doch das, was sie empfinden, können sie nicht immer in Worte fassen. Je jünger ein Kind ist, um so mehr muß es das, was es sagen will, symbolisch ausdrücken und ist auf unser gefühlsmäßiges Verstehen angewiesen.

Hilfen zur Bewältigung elterlicher Aufgaben

Bisher haben wir vorwiegend den Blick auf das Kind und auf seine Botschaften gerichtet. Doch es geht auch darum, die Eltern zu stärken und zu entlasten. Denn Eltern-Sein ist der schwerste Beruf, wenn er auch gesellschaftlich gar nicht als Beruf aufgefaßt wird. In keinem anderen Beruf ist man so tief getroffen, so leicht zu verletzen und so heillos verstrickt. Vielleicht sind auch in keinem anderen Beruf die Erwartungen so hoch gesteckt und so unerfüllbar. Eltern tragen schwer an der Aufgabe, ihre Kinder zu erziehen. Sie sind verletzlich und kränkbar, wenn es um ihre eigenen Kinder geht. In ihrem Wunsch, alles richtig zu machen, überfordern sie sich manchmal. Sie sind dann erschöpft und es mangelt ihnen an Kraft, neue Schritte zu wagen. Deshalb ist es wichtig für die Eltern, nicht nur im Umgang mit ihrem Kind, sondern auch für sich selbst eine andere Haltung zu finden. Folgende Überlegungen können dabei helfen.

Laß dich „stören"! Dann ist das Verhalten des Kindes nicht einfach nur ärgerlich, sondern es bringt auch Veränderung für das Miteinander. Wenn Eltern „sich stören lassen", treten sie schon einen Schritt aus dem Teufelskreis heraus. Wenn Eltern etwas Abstand haben, können sie vieles anders sehen und neue Entwicklungsschritte wagen.

Reduziere deine Ansprüche! Wie oft können wir beobachten, daß Eltern ihren eigenen Wert davon abhängig machen, ob ihnen die Erziehung ihrer Kinder gelingt, und wie oft haben sie die Ansprüche an sich selbst zu hoch gesteckt! Oft wollen sie es besser machen als ihre eigenen Eltern, sie wollen sozusagen ein Gegenprogramm aufstellen, und scheitern dann an der Wirklichkeit. Daraus kann eine Schwere im Familienleben herrühren – Spaß und Freude am Miteinander gehen dabei verloren. Wenn wir uns von dem Druck befreien, perfekt sein zu wollen, werden wir auch wieder frei, auf das Kind zu achten und bereit, es kennenzulernen.

Eltern wollen auch keine Fehler machen, doch gehört es zum Leben, daß man Fehler macht. Es ist immer wieder erstaunlich, wie Kinder ihren Eltern verzeihen, so wie auch Eltern es immer von Neuem tun.

Willst du andere ändern, so ändere dich selbst! Wer unter einem Teufelskreis der Beziehungen leidet, blickt gewöhnlich rückwärts und sieht in den anderen Personen die Ursache des Übels, während das eigene Verhalten nur als Folge gilt. Aus dieser Haltung heraus fragen sich Eltern dann: „Was kann ich tun, damit mein Kind sich ändert?" Sie wollen die Situation zum Guten wenden, aber sie erwarten dabei, daß das Kind sein Verhalten ändert. Ihre Frage könnte aber auch lauten: „Was tue ich für mich selber, damit ich es besser hinnehmen kann, wenn mein Kind nicht so ist, wie ich es gerne hätte?"

Wenn Eltern auf sich sehen statt nur auf das Kind, erkennen sie auch, wieviel das kindliche Verhalten mit ihnen selbst zu tun hat. Denn im kindlichen Verhalten spiegelt sich das Miteinander in der Familie. Manchmal ist es schmerzlich für die Eltern, durch das Verhalten des Kindes zu erkennen, was bei ihnen selbst nicht stimmt. Deshalb schauen die meisten Eltern weg. Wenn sie es aber wagen, in den Spiegel zu schauen, können sie viel über sich selbst erfahren. Sie können sich kennenlernen mit ihren Schwächen, aber auch mit ihren Stärken. Diese Chance, sich selbst im Kontakt mit dem Kind besser kennenzulernen, ist auch eine Herausforderung. Erziehungsarbeit ist immer auch eine Arbeit an sich selbst.

Tue etwas für dich selbst! Neue Lebensabschnitte werden nicht selten durch eine Krise eingeleitet. Eine Krise miteinander auszuhalten erfordert innere Kraft. Familien mit mehreren Kindern geraten in rascher Folge in solche Übergangsphasen. Was ist zu tun? In schwierigen Situationen kann es hilfreich sein, wenn die Eltern sich zuerst mit ihren eigenen Gefühlen auseinandersetzen, um dann besser auf die Familie eingehen zu können.

Manche Eltern erfahren in einer Beratungsstelle zum ersten Mal von anderen Achtung und Wertschätzung für ihr Bemühen, es in der Familie recht zu machen. Nicht alle Eltern brauchen eine Beratungsstelle. Sie können auch mit Freunden über ihre Schwierigkeiten sprechen. Manchmal brauchen Eltern nur etwas Abstand, etwas mehr Freude und Ruhe für sich selbst, um das Blatt zu wenden. Wenn Eltern eigene „Kraftquellen" entdecken, wenn sie „mit sich im Reinen sind", dann wächst auch ihre Toleranz dem störenden Kind gegenüber.

„Eigenes Wohlbefinden dient als Schutz gegen die Kränkung, die von dem Kind ausgehen könnte" (Finger,

2000, S. 60/61). Eltern, die sich selbst anerkennen, so wie sie sind, haben es nicht mehr nötig, daß das Kind mit seinem Verhalten dafür sorgt, daß es ihnen gut geht. Das entlastet auch das Kind, und es kann freier seinen eigenen Weg gehen. Die Zufriedenheit der Eltern und ihre Freude am Leben ist ansteckend und beeinflußt so die Lebenseinstellung des Kindes. Wie Friedrich Wolf von der Bildungs- und Erholungsstätte Langau einmal sagte: „Wenn es den Eltern gut geht, kann es den Kindern nur besser gehen".

Vertraue auf deine eigenen Kräfte! Die Mutter eines kleinen, wilden Mädchens kommt erschöpft in die Beratungsstelle. Sie hat alles getan, um ihr Kind zufriedenzustellen und doch glaubt sie, nicht genügend getan zu haben. „Ich muß für eine ausgewogene Ernährung sorgen, dafür, daß sie genügend Schlaf bekommt. Ich soll sie fördern, ihre Freundschaften unterstützen und sie zur Selbständigkeit erziehen. Wofür bin ich eigentlich noch verantwortlich?" so fragt sie. Die Psychologin antwortet: „In erster Linie sind Sie für sich selbst verantwortlich." Erstaunt blickt die Mutter auf. Danach ist es lange still. Schließlich sagt die Mutter: „Ich glaube, ich habe verstanden." Und im folgenden Gespräch vergleicht sie ihr Leben vor und nach der Geburt des Kindes. Ihr Selbstvertrauen, ihre Aktivität und ihre Gelassenheit hat sie vorübergehend verloren, und das macht sie so angreifbar für die Launen ihrer Tochter. Sie kann sich nach dem Gespräch wieder auf ihre Kräfte und Fähigkeiten besinnen und ihnen vertrauen. Zum Abschied sagt sie: „In der täglichen Hektik habe ich ganz vergessen, wer ich bin und was ich alles kann. Das war schlecht für uns beide."

Vom Teufelskreis zum guten Kreisprozeß

Nachdem wir dieses Kapitel geschrieben haben, sind wir auch einen Schritt zurückgetreten. Dabei ist uns aufgefallen, daß die Schritte aus dem Teufelskreis stets gleich sind, unabhängig davon, in welche Richtung sie gehen. Ob wir nun nach Hilfen zur Entschlüsselung der kindlichen Botschaft fragen oder nach Hilfen bei der Bewältigung elterlicher Aufgaben – es entwickelt sich ein Grundmuster, das aus den folgenden Schritten besteht:

- **Tritt einen Schritt zurück!**
- **Tue etwas für dich!**
- **Vertraue dem Guten, das schon vorhanden ist.**

So können Verhaltensstörungen des Kindes zu Entwicklungschancen für alle Beteiligten werden. Dies gelingt, wenn sich die Eltern „ansprechen“ lassen, ja „stören“ lassen, um das festgefahrene Miteinander aufgeben. Deshalb schließen wir mit dem Wunsch: **„Laßt euch stören!“**

Anhang

Was geschieht in einer psychologischen Untersuchung?

In den Familiengeschichten ist immer davon die Rede, daß die Kinder nach einem bestimmten Verfahren untersucht werden, um der persönlichen Botschaft ihres störenden Verhaltens auf die Spur zu kommen. Ein Symptom, eine kindliche Auffälligkeit sagt zunächst nicht viel aus. Sehr vieles kann dahinter stecken. Nehmen wir an, ein Kind wird vorgestellt, weil es nicht spricht. Dann sind zunächst viele Fragen zu stellen: Kann das Kind gut hören, sind die Sprechwerkzeuge in Ordnung, ist es altersgemäß entwickelt? Hat es schon einmal gesprochen, spricht es nur in besonderen Situationen? Gibt es familiäre Belastungen, schwerwiegende Ereignisse, die das Kind nicht verarbeiten kann? Ist das Kind behindert? Je nach Situation sind noch viele andere Fragen denkbar.

In einem ersten Schritt müssen daher ausführliche Gespräche mit den Eltern oder anderen Bezugspersonen geführt werden, in denen genau erkundet wird, wie seine bisherige Entwicklung verlief, welche Auffälligkeiten und Besonderheiten es gab. Fragebögen für Eltern, Lehrer oder Erzieherinnen sind dabei hilfreiche Instrumente.

Danach findet dann meist eine Untersuchung des Kindes statt. Diese kann darin bestehen, daß mit dem Kind allein oder mit Kind und Eltern gemeinsam gespielt wird.

Es wird beobachtet, wie das Kind Kontakte zu anderen Menschen knüpft, wie es in neuen Situationen zurecht kommt, wie es mit Spielmaterialien umgeht, welche Spiele es bevorzugt und wie sich das Miteinander zwischen Eltern und Kind gestaltet. Alles ist dabei bedeutsam und liefert aufschlußreiche Informationen.

Ist eine vertrauensvolle Beziehung zum Kind hergestellt, folgt meist auch die Durchführung verschiedener Testverfahren. Diese können sehr verschieden sein, je nach dem, was man wissen möchte. Neben Entwicklungstests, die das Entwicklungsalter eines Kindes bestimmen, gibt es Tests zur Überprüfung der Intelligenz und bestimmter Funktionen wie Aufmerksamkeit, Motorik, Sprache und schulische Fertigkeiten.

Daneben werden häufig sehr spielerisch anmutende Verfahren angewandt. Das Kind wird aufgefordert zu malen, beispielsweise einen Menschen oder einen Baum zu zeichnen. Es soll mit bestimmten Spielmaterialien Szenen aufbauen, zum Teil mit einem vorgegebenen Thema oder gerade so, wie es ihm im Moment einfällt. Familienaufstellungen mit Puppen, Holzklötzen oder jedem beliebigen anderen symbolischen Material geben Einblick in die Familienstruktur, so wie das Kind sie im Augenblick erlebt. Geschichten oder Märchen werden erfunden, entweder gemeinsam oder das Kind erzählt frei nach bestimmten Bildvorlagen oder Satzanfängen. Kinder drükken ihre Nöte nicht in der gleichen Sprache aus wie wir Erwachsene, sondern benutzen eine viel ursprünglichere Sprache, um ihr Innerstes darzustellen. Sie drücken sich über Bilder und Symbole aus und so kommt gerade diesen Verfahren beim Auffinden der Botschaft kindlicher Auffälligkeiten eine besondere Rolle zu.

Jugendliche kann man auch direkt befragen, sie „interviewen", wie man es in der Psychologie bezeichnet. Dem

Psychologen stehen dabei Fragebögen oder Interviewleitfaden zur Verfügung. Gerade bei Jugendlichen ist es wichtig, sich als ihre „Interessenvertreter", als ihr Anwalt zu begreifen. Der Eigenbestimmung kommt ein hoher Stellenwert in der Arbeit zu, und diese gilt es vorher mit dem Jugendlichen genau abzustecken. Was dürfen die Eltern erfahren? Was muß als geschützte Information behandelt werden? Welche Wünsche und Bedürfnisse stehen im Vordergrund und müssen mit den Eltern verhandelt werden?

Am Ende einer Untersuchungsreihe steht dann immer das Gespräch mit den Eltern. Jugendliche können daran teilnehmen. Mit ihnen werden aber meist schon im Vorfeld die wichtigsten Ergebnisse besprochen und Punkte ausgewählt, die für das gemeinsame Gespräch mit den Eltern von Bedeutung sind.

Der Psychologe muß seine Ergebnisse im Auswertungsgespräch nochmals überprüfen und sie eventuell durch die Beobachtungen der Eltern ergänzen. Sehr häufig ahnen die Eltern, was mit dem Kind los ist. Doch das bewußte und offene Gespräch über die Probleme hilft, gemeinsam neue Wege und die richtigen Entscheidungen zu finden. Eine psychologische Untersuchung dient nicht dazu, das Kind „festzulegen", indem ein für allemal Gründe für seine Störungen benannt werden. Sie dient im wesentlichen dazu, die richtigen Fragen zu finden, die „lösenden" Fragen im Hinblick auf anstehende Entwicklungsschritte für das Kind und seine Familie.

Literatur

Bröhm, Patricia: Leben ohne Angst. Neue Wege, neue Therapien, neue Chancen. Stuttgart, 1997.

Busch, Wilhelm: Neues Wilhelm Busch Album. Leipzig, o.J.

Dührssen, Annemarie: Psychogene Erkrankungen bei Kindern und Jugendlichen. Göttingen, 1967 (1. Aufl. 1954).

Erdrick, Louise: „Die Arbeit der Frau." In: Lettre international Heft 23/IV, Berlin, 1993, S. 48–53.

Finger, Gertraud: Mit Kindern trauern. Zürich, 1998.

Finger, Gertraud: Ja, mein Kind ist anders. Ein Mutmachbuch für Eltern behinderter Kinder. Zürich, 2000.

Guggenbühl, Adolf: „Das Leiden der Eltern an ihren Kindern." In: Leiden. Publikation an dem C. G. Jung-Institut, Zürich, 1976, Bd. XX, S. 15–35.

Kaléko, Mascha: In meinen Träumen läutet es Sturm. München, 17. Aufl. 1996 (1. Aufl. 1977)

Lindgren, Astrid: Pippi Langstrumpf. Hamburg, 1987 (1. Aufl. 1967).

Mandorf, Claudia: Angstanfälle. Hilfe in der ersten Not. Zürich, 1995.

Saint-Exupéry, Antoine de: Der Kleine Prinz. Düsseldorf, 1984 (1. Aufl. 1956).

Schaffer, Rudolf: Mütterliche Fürsorge in den ersten Lebensjahren. Stuttgart, 1978.

Schleifer, Horst: Sinnorientierte Psychologie und Erziehung. Ein Beitrag zur Bewältigung von Problemverhalten bei Kindern und Jugendlichen sowie zur Humanisierung der Schule. München, 1996.

Simon-Wundt, Traudel: Märchendialoge mit Kindern – ein psychodiagnostisches Verfahren. München, 1997.